中国医科大学附属第一医院

康复医学科疾病 病例精解

马跃文 主编

U0332867

科学技术文献出版社
SCIENTIFIC AND TECHNICAL DOCUMENTATION PRESS
·北京·

图书在版编目（CIP）数据

中国医科大学附属第一医院康复医学科疾病病例精解/马跃文主编．—北京：科学技术文献出版社，2019.9（2020.9重印）

ISBN 978-7-5189-5835-1

Ⅰ．①中…　Ⅱ．①马…　Ⅲ．①康复医学—病案　Ⅳ．①R49

中国版本图书馆 CIP 数据核字（2019）第 155608 号

中国医科大学附属第一医院康复医学科疾病病例精解

策划编辑：叶　岚　　责任编辑：李　丹　叶　岚　　责任校对：文　浩　　责任出版：张志平

出 版 者	科学技术文献出版社
地　　址	北京市复兴路 15 号　邮编 100038
编 务 部	（010）58882938，58882087（传真）
发 行 部	（010）58882868，58882870（传真）
邮 购 部	（010）58882873
官 方 网 址	www.stdp.com.cn
发 行 者	科学技术文献出版社发行　全国各地新华书店经销
印 刷 者	北京虎彩文化传播有限公司
版　　次	2019 年 9 月第 1 版　2020 年 9 月第 2 次印刷
开　　本	787×1092　1/16
字　　数	172 千
印　　张	15
书　　号	ISBN 978-7-5189-5835-1
定　　价	108.00 元

《中国医科大学附属第一医院康复医学科疾病病例精解》

编 委 会

主　　　编　马跃文

编　委　会　（按姓氏笔画排序）

马跃文　王　琦　王晓青　朱佳琪　牟　宏　苏明珠

杨念宇　张　带　张　瑜　张召玄　赵迎娱　赵君怡

姜异凡　海　虹　康　楠　舒湘宁

编著者及单位　（按姓氏笔画排序）

马跃文（中国医科大学附属第一医院）

王　琦（中国医科大学附属第一医院）

王晓青（中国医科大学附属第一医院）

朱佳琪（中国医科大学附属第一医院）

牟　宏（中国医科大学附属第一医院）

苏明珠（中国医科大学附属第一医院）

杨念宇（中国医科大学附属第一医院）

张　带（中国医科大学附属第一医院）

张　瑜（中国医科大学附属第一医院）

张召玄（唐山市工人医院）

赵迎娱（中国医科大学附属第一医院）

赵君怡（中国医科大学附属第一医院）

姜异凡（中国医科大学附属第一医院）

海　虹（中国医科大学附属第一医院）

康　楠（中国医科大学附属第一医院）

舒湘宁（中国医科大学附属第一医院）

主 编 简 介

马跃文，女，医学博士，教授，主任医师，中国医科大学附属第一医院康复医学科主任，硕士研究生导师。目前担任中华医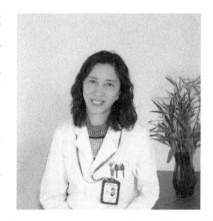学会物理医学与康复学分会委员；中华医学会物理医学与康复学分会心肺康复学组副组长；中华医学会辽宁省物理医学与康复学分会主任委员；中国康复医学会阿尔茨海默病与认知障碍康复专业委员会第一届委员会委员；辽宁省康复医学会理事；辽宁省医学会运动医疗分会委员；辽宁省生命科学学会精神医学与睡眠障碍专业委员会副主任委员；辽宁省医学会医疗鉴定专家库（暨第四届医疗事故技术鉴定专家库）成员；沈阳市物理医学与康复学分会主任委员。研究领域：神经康复、脊髓损伤康复、心肺康复、物理治疗因子的临床应用及基础研究。近年来主持国家自然科学基金课题1项及其他省部科研课题7项，曾多次获得教育部科学技术进步二等奖，辽宁省科学技术进步二等奖等。在国内外权威杂志发表学术论文70余篇，其中SCI论文10余篇，主编、参编多部教材及参考书。

前　言

　　本书面对广大一线从事康复医学科工作的临床工作者，覆盖面较广，介绍我们科室近5年中收治的典型病例和疑难病例的治疗经验，希望对各位同行有所帮助。

　　本书包括了康复医学科常见的偏瘫、截瘫、四肢瘫、周围神经损伤、颈腰椎病、创面不愈、心肺功能不全、骨折延迟愈合等疾病，内容详尽，治疗方法及治疗剂量都有详细说明。病例表达生动，配有大量图片，如皮肤感染、压疮等创面愈合情况的前后对比，有关疾病诊断的影像学图片等。在病例分析中，重点地介绍了病因、诊断及国内外治疗情况，各项物理治疗的作用原理及特点。病历点评是整个病例的亮点，介绍了康复医学科治疗的与众不同，精辟地指出了该病例的特点、难点，以及同类疾病的处理方法。

　　例如，本书中关于术后切口不愈合窦道形成的病例，病例介绍中叙述了该疾病的发展过程，患者在术后2年中，深受切口不愈合的困扰，我们详细说明了治疗方式，并详细表述在切口逐渐愈合的过程中，冲击波、紫外线剂量如何调整。另外配有图片，让读者更直观地感受到物理治疗的优势。在病例分析中，分析了术后感染窦道形成的原因及好发部位，单纯依赖抗生素及外科换药很难治愈；并介绍了该疾病选用的物理治疗方式的作用原理，以及在应用中的注意事项。在病例点评中，指出应根据药敏结果局部应用抗生素，保证局部杀菌药物的高浓度并且降低全身应用抗生素的不良反应；并指出该疾病选用何种物理治疗方式的理由及剂量调整的重要性。

本书介绍了近年兴起的先进治疗方式的应用方法，如冲击波、经颅磁刺激、盆底肌训练等。

康复是临床治疗的延续，同样需具备临床思维的整体和统一性，如压疮注意改善周身一般状态、营养等。重视局部治疗的同时，整体思维全身治疗是达到良好疗效的必要保障。

总之，作为新入行的康复医学科医生，希望打开本书能够了解类似疾病如何治疗；作为资深康复医学科医师，也会在本书中找到与众不同之处，提高临床诊疗水平。

希望本书的出版对广大从事康复医学事业的医务人员有一定的帮助，为我国康复事业的发展贡献一份力量，进而能够造福千千万万康复患者，这是我们最大的心愿。

由于时间仓促，如有错漏及不当之处请见谅，如能得到专业人士的批评指正，深表感谢！

马跃文　教授，主任医师
中国医科大学附属第一医院康复医学科

目 录

病例 1
大面积脑梗死的康复

病例介绍

患者男性，52 岁。因右侧肢体活动不灵伴言语不清、吞咽困难，于神经内科住院治疗，行颅脑 MR（磁共振）检查示左侧大脑半球大脑中动脉供血区多发近期梗死灶（图1），诊断为急性脑梗死，对症给予营养神经、改善脑循环、抗血小板聚集、控制血压、调脂等药物治疗 10 天，患者病情平稳，为求系统康复治疗转入康复医学科。

患者入康复科时精神状态不佳，体力弱，时有咳嗽、有痰咳不出。

【既往史及个人史】患者 9 年前曾患腔隙性脑梗死，未遗留明显功能障碍，6 年前曾患脑干梗死，遗留右侧肢体肌力稍差、走路

笔记

不稳；高血压病史 10 余年，血压控制可，冠心病不除外，未系统诊治；吸烟 30 余年，无饮酒史。

【查体】嗜睡，可唤醒，言语欠清；留置胃管中，右侧中枢性面瘫，右侧咽反射明显减弱。双肺听诊呼吸音粗；右侧肢体肌力 0 级；肌张力偏高，Ashworth（痉挛评定量表）分级：Ⅰ级；Brunnstrom（运动功能评价法）分期：右上肢、右手、右下肢Ⅰ期；Babinski（巴宾斯基）征（L＋；R＋）。Fugl－Meyer（偏瘫运动功能评价法）评分：8 分，ADL（日常生活量表）评分：15 分。

【辅助检查】颅脑 MRA（磁共振血管成像）示脑动脉粥样硬化改变，左侧大脑中动脉 M1 段近端闭塞。肺部 CT 示双肺间质性改变；双肺结节影；双肺及右侧胸膜陈旧病变。肺功能示重度限制性通气功能障碍，小气道功能障碍。血气分析：动脉血 PH 值 7.468，动脉血氧分压（PaO_2）64.10mmHg。

【诊疗过程】患者患病以来持续卧床。入康复医学科后给予患者及家属康复护理指导，加强翻身扣背，避免肺内感染进一步加重，预防泌尿系感染、泌尿系结石、下肢深静脉血栓、压疮等并发症。

偏瘫治疗：1. 针对肢体运动障碍，给予床旁运动疗法及关节松动训练、低频电治疗及针灸，给予双基底节区超短波（无热，7 分钟）改善颅脑循环；逐步抬高床头，练习床上、床旁坐位，练习床旁站立、床轮椅转移，避免体位性低血压；10 天后，患者可坐轮椅下楼行康复治疗，逐渐增加电动起立床训练（60°、10 分钟始，渐加至 90°、30 分钟）、作业疗法及手功能训练、右侧大脑半球 M1 区及基底节区经颅磁刺激（5～10Hz，30%～50% 输出，80%～100% 阈值，1000 点）、右 Erb's（锁骨上窝）点、指伸肌群、腹股沟中点、股二头肌、腓骨小头磁疗（20Hz，30%～50% 输出，80%～

100%阈值，1000点），促进右侧肢体运动功能恢复；患者右侧肢体肌力及肌张力较前逐渐增高，给予右侧肱二头肌超声（2.0W/cm²）、蜡疗降低肌张力；经系统康复60天，患者由坐到站，由站到走，逐渐可在家属扶助下短距离行走。

2. 吸入性肺炎治疗：指导家属给予患者每2小时翻身、扣背、排痰，多鼻饲温水，3L/分吸氧，双肺部超短波（无热，7分钟）促进炎症吸收，每日一次肺功能训练（Spiro tiger）增强肺功能；鼻饲饮食避免吸入性肺炎；后患者无咳嗽、咳痰，肺部听诊呼吸音清，肺功能显著改善。

3. 中枢性面瘫治疗：给予右侧颊肌、提上唇肌、口轮匝肌电子生物反馈（10~30mA，30分钟）改善面部运动功能。

4. 吞咽障碍治疗：指导患者家属鼻饲饮食、制定饮食及饮水计划，给予甲状软骨上、下肌群电子生物反馈（10~20mA，30分钟）改善吞咽功能，随着吞咽功能逐渐恢复，指导患者逐渐经口练习吞咽食团、水等，2个月后拔除胃管，全部经口进食，无吞咽困难及饮水呛咳。

5. 言语障碍治疗：给予言语训练改善言语功能，言语欠清较前改善，吐字较前清晰。

6. 辅助药物治疗：给予患者营养神经、改善脑循环、抗血小板聚集、抗凝（病程满20天时停用）、调脂、抗炎（3周）、化痰、扩气道、降低气道高反应性、降压、营养心肌等对症药物治疗。

患者治疗3个月，右侧肢体运动功能、肺功能、右面部功能、吞咽功能、言语功能明显改善，已拔除胃管，可自行进食，吸入性肺炎治愈，可在家属扶助下短距离行走，平衡功能稍差。Fugl-Meyer评分：16分，ADL评分：45分。

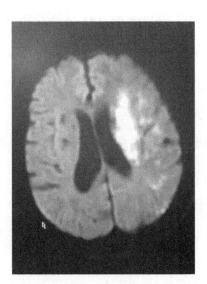

图1 颅脑 MR 弥散：左侧大脑半球大脑中动脉
供血区多发近期梗死灶

病例分析

　　大脑中动脉（middle cerebral artery，MCA）供血区脑梗死是造成缺血性脑卒中的主要原因之一。急性 MCA 供血区脑梗死主要由 MCA 粥样硬化所致，主要表现为动脉粥样斑块形成，进而造成 MCA 狭窄或闭塞，在颈内动脉粥样硬化中最为常见。研究显示，糖尿病、高血压、高龄、高血脂是 MCA 狭窄的主要危险因素。早期诊断和及时治疗是该类疾病临床治疗的关键，其中在发病 6 小时内进行溶栓治疗能够显著改善患者的临床症状和预后。MCA 是颈内动脉的终端，承担大脑半球深部及前 3/5 皮质区的供血，该部位覆盖了躯体运动、感觉、认知、语言等重要的神经中枢和神经通路，因此 MCA 供血区脑梗死会导致患者产生运动、感觉、认知、言语等不同程度的功能障碍，功能障碍的种类及程度主要取决于病灶的部位及大小。

通常认为卒中后出现吞咽障碍是脑干或双侧皮质延髓束损伤所致，单侧半球损伤后导致吞咽障碍较少。越来越多的报道提示单侧半球、甚至单侧皮质下纤维的受损也可出现吞咽障碍。目前有关机制还不明确，可能有 2 种：①存在吞咽中枢的单侧优势。双侧半球吞咽中枢代表区不对称，存在吞咽优势半球，损伤优势中枢即不能维持正常吞咽，出现吞咽障碍。②吞咽功能需要双侧通路维持。有研究认为单侧半球脑卒中导致吞咽障碍，是由于吞咽的中枢通路是双侧的，单侧半球的吞咽通路不能单独控制吞咽动作，当一侧皮质吞咽中枢损伤后，不足以调节和控制吞咽功能正常完成，因此出现吞咽障碍。

脑卒中患者的大脑神经元细胞代谢功能失调，呼吸中枢与效应器间的神经联系，以及各呼吸中枢间纤维联系受损，导致呼吸肌无力，出现咳嗽、咯痰困难。脑卒中后咳嗽的有效性下降和呼吸肌无力，导致呼吸道感染风险增加。呼吸肌功能训练能够促进机体呼气肌、吸气肌主动参与收缩，患者在用力呼气和吸气过程中能增强呼吸肌群肌力；同时呼吸肌训练能增加呼吸肌活动度和肺泡换气量，从而改善患者肺功能。所以，脑卒中后吞咽障碍患者必须进行呼吸肌训练，加强对呼吸道的管理，对预防误吸和减少吸入性肺炎的发生是非常关键的。呼吸肌训练不仅能有效地改善呼吸功能，还可以更好地促进吞咽功能的改善。因为呼吸肌训练可有效地增加气道清除异物的能力，增强口腔内与咽腔压力，提高喉抬升的幅度，改善吞咽肌与呼吸肌的协调性，从而改善吞咽功能。

该例患者为大脑中动脉供血区新近多发脑梗死，病灶广泛，入康复科时存在多种功能障碍及并发症：言语障碍，吞咽障碍，右侧偏瘫，右侧中枢性面瘫，吸入性肺炎等。该例患者为中老年男性，既往高血压病史 10 余年，长期吸烟，这些均为导致急性脑梗死高

笔记

危因素。针对患者各项功能障碍及并发症，给予运动疗法、关节松动训练、作业疗法、手功能训练、电动起立床训练、低频电治疗、针灸、经颅磁刺激、磁疗等改善肢体运动功能；给予右面部电子生物反馈改善中枢性面瘫；给予言语训练改善言语功能；给予甲状软骨上、下肌群电子生物反馈改善吞咽功能；给予吸氧，双肺部超短波促进炎症吸收，呼吸功能训练改善肺功能；给予超短波、磁帽改善颅脑循环。康复治疗 3 个月后，患者各项功能障碍及并发症均有改善，生活能力提高。

病例点评

1. 该例患者大脑中动脉供血区新近多发脑梗死，既往多次脑梗死病史，病灶广泛，功能障碍较多，康复难度较大。早期、全面、足疗程运用各项物理及康复治疗，针对运动障碍、吸入性肺炎、中枢性面瘫、吞咽及言语障碍等多种问题各个击破，从而改善患者各项功能，治愈并发症，提高患者生活质量。

2. 该例患者因吞咽障碍导致吸入性肺炎，除常规给予康复护理指导、药物治疗、鼻饲饮食及咽部肌群电子生物反馈改善吞咽功能外，给予患者呼吸功能训练（Spiro－tiger）增强肺功能，有利于吞咽障碍的改善及吸入性肺炎的痊愈，也有利于患者整体康复。

（牟　宏）

病例 2
基底动脉尖梗死康复

病例介绍

患者男性，52 岁。反复抽搐发作 2 次后神志恍惚、四肢活动不灵，于我院急诊行颅脑 MR 平扫 + DWI（磁共振扩散加权成像）：右侧小脑及左侧丘脑新近梗死灶（图 2），诊断为急性脑梗死，给予对症药物治疗 2 天后因血氧下降行经气管插管呼吸机辅助通气，11 天后脱机，给予改善脑循环、营养神经、脱水、抗血小板、抗凝、稳定斑块、抗炎、化痰、保护胃黏膜、改善肝功、改善肾功、抗过敏、肠内营养、静脉营养、控制血糖、补钾、补钙等治疗，13 天后患者病情平稳，神志转清，转入康复科行系统康复治疗。患者入康复科时有咳嗽、咳少量白色稀薄样痰，情绪易激动，时有强哭、强笑，饮水呛咳，留置胃管中，因尿潴留留置尿管中。

【既往史及个人史】 高血压病史 10 余年，糖尿病可能性大，血压、血糖控制可；饮酒 10 余年，无吸烟史。

【查体】 神清，言语欠清。双侧瞳孔等大等圆，对光反射迟钝，双侧眼球向左侧活动受限，视物重影；双肺听诊呼吸音弱；骶尾部可见约 1cm×1cm 大小压疮。左上肢、左手肌力 4 级，左下肢肌力 3⁻级，右上肢肌力 1 级，右手、右下肢肌力 2⁻级；四肢肌张力正常；Brunnstrom 分期：左上肢、左手 5 期，左下肢 4 期，右上肢 2 期，右手、右下肢 3 期。右侧肢体深浅感觉减退，左侧肢体深浅感觉正常；Babinski 征（L－；R＋）；左侧指鼻试验欠稳准，右侧指鼻试验及双侧跟膝胫试验查体无法配合。ADL 评分：10 分。

【辅助检查】 血气分析：动脉血氧分压 62.90mmHg，指尖血氧 90%。

【诊疗过程】 患者患病以来持续卧床。入康复科后给予患者及家属康复护理指导，避免肺内感染、压疮进一步加重，预防泌尿系感染、泌尿系结石、下肢深静脉血栓等并发症。

康复治疗：1. 针对肢体运动及感觉障碍，给予床旁运动疗法及关节松动训练、低频电治疗（10～30mA，20 分钟）、针灸、感觉刺激等；逐步抬高床头，练习床上、床旁坐位，练习床旁站立、床轮椅转移，避免体位性低血压；2 周后，患者可坐轮椅下楼行康复治疗，增加作业疗法及手功能训练、电动起立床训练（60°、10 分钟始，渐加至 90°、30 分钟），患者由坐到站，由站到走，逐渐可独立行走，但不能走直线、平衡功能稍差，右侧肢体深浅感觉较前改善，患者因视觉异常不能耐受平衡功能训练。

2. 针对言语障碍，给予言语训练改善言语功能，言语笨拙较前改善，吐字较前清晰。

3. 针对吞咽障碍，指导患者家属鼻饲饮食、制定饮食及饮水计划，给予甲状软骨上、下肌群电子生物反馈（10～20mA，30分钟）改善吞咽功能，随着吞咽功能逐渐恢复，两周后予患者逐渐经口练习吞咽食团、水等，最终拔除胃管，全部经口进食，饮食无呛咳。

4. 针对肺内感染，指导家属予患者每2小时翻身、扣背、排痰，多鼻饲温水，给予2L/分吸氧，双肺部超短波（无热，7分钟）促进炎症吸收，后背部（弱红斑）及双足底（中红斑中值）紫外线增强免疫力，积极改善吞咽功能避免吸入性肺炎，于康复科住院期间患者无咳嗽、咳痰，肺部听诊呼吸音正常，指尖血氧98%。

5. 针对排尿障碍，制定饮水计划、给予间歇导尿及膀胱区磁疗（A2处方，60%～100%）改善排尿功能；指导患者坐位、站位排尿，促进尿液排净；患者每次排尿逐渐增加（200～600ml），残余尿量逐渐减少（从600ml减少至80ml），最终患者排尿功能基本恢复，停止间歇导尿，恢复自主排尿，无泌尿系感染及结石。

6. 针对骶尾部压疮，给予超短波（无热，7分钟）、紫外线（中红斑中值）、冲击波（经典探头，1.2～3.0bar，3000点，每周一次），于康复科治疗15天，骶尾部压疮完全愈合。

辅助药物治疗：给予患者改善脑循环、营养神经、抗血小板聚集、抗凝、稳定斑块、化痰、扩气道、保护胃黏膜、改善肝功能、改善肾功能、肠内营养、控制血糖、改善情绪等对症药物治疗。

患者系统康复治疗一个月后，双侧肢体运动及感觉功能、言语功能、吞咽功能、排尿功能、情绪均明显改善，肺内感染及压疮均

9

治愈，可在家属监护下独立步行，平衡功能稍差，可自行进食、排尿。ADL 评分：70 分。

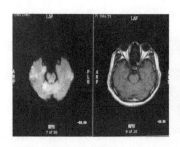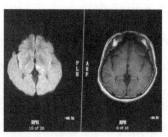

图 2　颅脑 MR 平扫 + DWI 示右侧小脑及左侧丘脑新近梗死灶

病例分析

　　基底动脉尖综合征（top of the basilar syndrome，TOBS），是因基底动脉尖部的血液循环障碍导致中脑、丘脑、部分枕颞叶及小脑上部的梗死，从而引起的一系列临床综合征，是临床较少见的脑卒中类型。基底动脉尖端分叉处分出左右大脑后动脉、左右小脑上动脉和基底动脉主干顶端，分支供应中脑、丘脑、小脑上部、颞叶内侧及枕叶。由于基底动脉远端供应中脑、丘脑的深穿支远端供应颞叶内侧面、枕叶和小脑的动脉及分枝细，侧支循环较难建立，故 TOBS 主要表现为中脑、丘脑等缺血症状，也可有颞叶、枕叶症状，因小脑三支供血动脉有广泛吻合，小脑缺血症状较少见。

　　该病多由动脉粥样硬化性脑血栓形成、心源性或动脉源性栓塞引起，少数亦可由动脉炎、动脉瘤和血液动力学改变等引起，临床也可见造影后可逆性 TOBS。

　　临床特点：①起病急，进展快，病情凶险；②眼球运动与瞳孔异常，包括一侧或双侧动眼神经部分或完全麻痹（动眼神经核或根受损），表现为眼球垂直运动障碍，上视或上视、下视均不能（上丘脑水平眼球垂直运动中枢受累表现）。个别患者可出现一个半综合征（一侧侧视中枢及另一侧已交叉的内侧纵束受损）和瞳孔光反射迟钝而调节反应存在，类似 Argyll—Robertson（阿－罗）瞳孔（顶盖前区病变）；③意识障碍，一时性或持续数天，亦可反复发作（中脑和/或丘脑网状激活系统受累）；④对侧偏盲或皮质盲（枕叶视皮质一侧或双侧受损）；⑤可有严重记忆障碍（颞叶内侧受累致边缘内侧环路中断）；⑥少数患者可出现脑干幻觉。

基底动脉尖综合征可通过 MRI（磁共振成像）检查发现双侧丘脑、丘脑下部、中脑、桥脑、小脑、颞叶内侧及枕叶有 2 个或 2 个以上梗死病灶来确诊，可同时累及幕上及幕下结构，多累及丘脑、枕叶和脑干首端。

治疗及预后：由于 TOBS 累及病灶广泛，症状复杂多变，一般预后不良，治愈率低，致残率高。

该例患者初始反复抽搐发作、意识丧失，病情危重，曾经气管插管呼吸机辅助通气，神经内科重症监护及治疗后病情平稳。入康复科时存在多系统功能障碍及多种并发症：瞳孔对光反射迟缓、眼球运动障碍、视物重影，言语障碍，吞咽障碍，排尿障碍，双侧偏瘫，情绪障碍，肺内感染，压疮等。颅脑 MR 显示为小脑及丘脑多发脑梗死。根据以上证据该患者可明确诊断为基底动脉尖综合征。该例患者为中老年男性，既往高血压病史 10 余年，入院后发现血糖高，诊断为糖尿病可能性大，长期饮酒，这些均为导致急性脑梗死高危因素。针对患者多系统功能障碍及多种并发症，给予运动疗法、关节松动训练、感觉刺激、作业疗法、手功能训练、电动起立床训练、低频电治疗、针灸等改善肢体运动及感觉功能、提高肌力；给予言语训练改善言语功能；给予甲状软骨上、下肌群电子生物反馈改善吞咽功能；给予吸氧，双肺部超短波促进炎症吸收，后

笔记

背部及双足底紫外线增强免疫力；给予膀胱冲洗、间歇导尿，膀胱区超声、磁疗治疗泌尿系感染，促进排尿功能恢复；给予超短波、紫外线、冲击波促进骶尾部压疮愈合；给予磁帽改善颅脑循环。康复治疗1个月后，患者多系统功能障碍及多种并发症均有改善，生活能力提高。

病例点评

1. 该例患者患基底动脉尖综合征，该病起病急、进展快、病情凶险，是临床较少见的脑卒中类型，因其累及病灶广泛，症状复杂多变，一般预后不良，治愈率低，致残率高，这也为我们后期康复增加了难度。

2. 针对该例患者运动及感觉障碍、言语障碍、吞咽困难、排尿障碍、吸入性肺炎、压疮等多种功能障碍及并发症，综合运用各项物理及康复治疗，辅以药物治疗，从而提高治愈率，降低致残率，提高患者生活质量。

3. 该例患者于康复科治疗1个月，双侧肢体运动及感觉功能、言语功能、吞咽功能、排尿功能、情绪均明显改善，但因发病部位位于小脑、丘脑，仍遗留瞳孔对光反射迟缓、眼球运动障碍、视物重影及走路不走直线、平衡功能稍差等问题，有待我们进一步研究、解决。

（牟 宏）

病例 3
卒中后抑郁康复

病例介绍

患者女性，58 岁。无明显诱因出现左侧肢体麻木伴运动乏力，行头 MRI 检查示急性脑梗死（右侧基底节区）（图 3），给予改善脑供血、营养脑细胞、降血压等对症治疗，于神经内科治疗 14 日后，转入康复科。转入康复科时，一般状态可。

【查体】神志清楚，查体合作，轻微构音障碍，左侧鼻唇沟略浅，左侧咽反射减弱。左上肢近端肌力 2⁻ 级，远端肌力 0 级，左下肢近端肌力 3⁻ 级，远端肌力 0 级。，Babinski 征（L +，R －）。左侧针刺觉、痛觉减退，左下肢深感觉减退，ADL：50 分（Barthel 指数）。

【诊疗过程】给予患者营养神经、抗血小板聚集、控制血压等

笔记

13

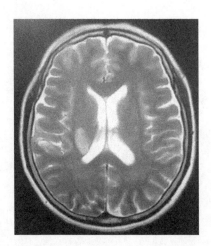

图3 头MRI：急性脑梗死（右侧基底节区）

药物治疗；同时应用运动疗法、关节松动训练、电动起立床训练、头部磁疗、患侧肢体针灸、低频脉冲电治疗（左侧三角肌、指伸肌、股二头肌、胫前肌 20～30mA 30 分钟）促进肢体运动功能恢复。

于康复科治疗第 4 日，患者自述周身发痒，难以忍受，PHQ－9（抑郁症筛查量表）：9 分（轻度抑郁），GAD－7（广泛性焦虑障碍量表）：12 分（中度焦虑），考虑为广泛性焦虑躯体症状，给予盐酸度洛西汀肠溶胶囊（60mg 日 1 次）控制焦虑。用药后患者情绪改善，周身不适症状缓解，康复治疗配合良好，患侧肢体运动能力有所提高，左上肢近端肌力达 3 级，远端肌力达 2 级，左下肢远端肌力 3⁺级，远端肌力 3⁻级，可独自站立并短距离行走。

康复治疗第 19 日时，患者出现头痛、恶心、心悸症状，未呕吐，情绪紧张，无法正常配合康复治疗，追问病史患者已自行停用盐酸度洛西汀肠溶胶囊 5 日，并未告知医生，近 5 日睡眠差。嘱患者继续服用盐酸度洛西汀肠溶胶囊，并给予唑吡坦片 5mg 助眠，后患者情绪平稳，不适症状消失，可正常进行康复治疗。

病例分析

卒中后焦虑是一种发生于脑卒中后以焦虑为主要表现的情绪障碍，其在脑卒中后情绪障碍中排列第二位，仅次于卒中后抑郁。卒中后焦虑表现多样，常见的有广泛性焦虑、惊恐发作、恐怖症等。其中广泛性焦虑患者既可以躯体症状为主，如心动过速、胸闷气短、大汗、眩晕、烦躁、注意力涣散、运动障碍等自主神经过度兴奋症状；也可以精神症状为主，如紧张、害怕、忧虑等。

盐酸度洛西汀肠溶胶囊通过提高大脑和脊髓中 5 - 羟色胺和去甲肾上腺素水平、抑制 5 - 羟色胺和去甲肾上腺素吸收、阻断二者转运过程，提高二者在调控情感和对疼痛敏感程度的作用及机体对疼痛等的耐受力，从而使得上述两种神经递质能够充分发挥协同优势，因此，盐酸度洛西汀肠溶胶囊可快速且明显改善焦虑患者病情；同时改善患者躯体不适症状。本病例为脑卒中后广泛性焦虑障碍，患者症状主要为躯体症状，应用盐酸度洛西汀胶囊后患者症状焦虑症状得到控制，积极配合康复治疗，肢体运动能力得以恢复。但患者骤然自行停药，出现头痛、恶心、失眠等停药症状，影响患者的生活质量及后续的康复治疗。

病例点评

1. 康复治疗过程中患者出现广泛性焦虑障碍，同时伴有疼痛，适合给予盐酸度洛西汀肠溶胶囊控制焦虑症状。

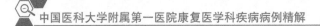

2. 患者骤然自行停用盐酸度洛西汀肠溶胶囊，导致焦虑症状再度出现并有所加重，应注意多与患者沟通，避免出现患者擅自停药的情况，抗焦虑药物停药时应注意逐渐减药。

（杨念宇）

病例 4
脑干梗死、吞咽障碍康复

📋 **病例介绍**

患者女性，53 岁。因头晕 6 天，右侧肢体活动不灵、言语不清，伴饮水呛咳及吞咽困难 3 天入我院神经内科。完善头 MRI 检查示左侧脑干梗死（图 4）。给予降颅压、改善脑循环、营养神经、鼻饲饮食等治疗。经治疗 15 天后，患者病情平稳、转入康复科继续治疗。

【既往史】高血压、糖尿病病史多年。

【查体】体温 36.2℃，脉搏 60 次/分，呼吸 20 次/分，血压 150/89mmHg，神志清醒，构音障碍，咽反射右侧消失、左侧减弱，伸舌居中，双肺广泛干鸣音，右上肢近端肌力 2 级、远端肌力 0 级，右下肢近端肌力 3⁻级、远端肌力 1 级，四肢肌张力正常。

笔记

Babinski 征（L－，R＋）。痛觉、轻触、运动觉查体未见确切异常。Brunnstrom 分期：右上肢 2 期、右手 1 期、右下肢 3 期，ADL（Barthel 指数）35 分。

【诊疗过程】综合给予药物、理疗、康复手法等多种治疗方法。

1. 药物治疗：给予营养神经、改善脑循环、抗血小板聚集、稳定斑块，控制血压、血糖，化痰、扩气道等药物治疗。

2. 物理治疗：低频电（右侧肱三头肌、右侧指伸肌、右侧股二头肌、右侧腓骨长短肌）、磁刺激（右侧 Erb's（锁骨上窝）点点、20～30Hz、20%～50% 输出、80%～100% MT、每日一次，右侧腹股沟区 20～30Hz、20%～50% 输出、80%～100% MT、每日一次），超短波（脑干、双肺），经颅磁刺激脑干 10Hz、20% 输出、80%～100% MT、每日一次，10 天后调整为左 M1 区 10Hz、20% 输出、80%～100% MT、每日一次，10 天后再次调整为脑干 25Hz、20% 输出、80%～100% MT、每日一次，10 天后调整治疗剂量为脑干 25Hz、30% 输出、100% MT、每日一次。

3. 康复治疗：运动疗法（右侧肢体）、作业疗法（右上肢）、手功能（右上肢）、针刺（右侧肢体）、电动起立床训练、功率自行车、言语训练等。

4. 患者明显吞咽困难、饮水呛咳，给予下胃管、鼻饲饮食，行电子生物反馈疗法（甲状软骨上下）、吞咽功能障碍训练（吞咽手法训练）治疗，改善吞咽功能。

经过 1 个半月的治疗后，行纤维喉镜检查示：喉内黏膜充血，双侧声带充血，黏膜光滑，右侧声带运动稍迟缓，左侧声带运动良，声门闭合可，双侧室带、双侧杓区及双侧杓会厌襞黏膜光滑，双侧咽会厌襞、双侧梨状窝及会厌谷黏膜光滑，行喉镜时饮水无残留。在治疗师的指导下逐渐尝试经口饮水及进食，无呛咳，无吞咽困难，给予拔除胃管，改为经口进食。患侧肢体功能较入院时恢复，能够独立室内步行，查体：右侧上、下肢肌力均 3 级，Brunnstrom 分期：右上肢、右手、右下肢 4 期，ADL（Barthel 指数）60 分。

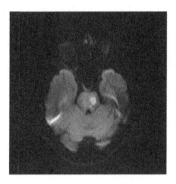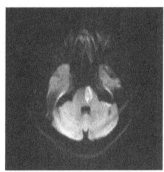

图 4 头 MRI 左侧脑干梗死

病例分析

脑干梗死占所有脑梗死的 9.0%～21.9%，由于椎－基底动脉及其分支血管狭窄或闭塞，导致脑干局部（中脑、脑桥、延髓）神经缺血坏死所致，并出现相应的神经功能障碍和体征。较大面积的脑干梗死可导致严重的神经功能障碍，如偏瘫、窒息、昏迷甚至死亡。脑桥下段、延髓的脑干梗死，可能导致 Horner 综合征（颈交感神经麻痹综合征）、失语、吞咽障碍等症状。

吞咽障碍是脑干梗死的常见症状，其发生率可达 81%，因脑干病变可累及舌咽、迷走、副神经等脑神经核团，以及舌咽、舌下神经等颅神经所致。常出现咽反射消失、软腭上抬无力、舌运动障碍、吞咽困难、饮水呛咳、构音障碍等症状及体征，称为真性球麻痹（亦称延髓麻痹），导致误吸、误咽、吸入性肺炎、营养不良等后果，严重影响患者的生命质量及预后。

MR 在诊断脑干梗死方面明显优于 CT（X 线计算机断层摄影），早期行 MR 检查可提高脑干梗死的确诊率，减少误诊、漏诊，减少脑干梗死的病死率。

临床上吞咽障碍的常用康复方法包括针对器官组织功能的基础训练、结合食物的进食训练，以及神经肌肉电刺激、球囊扩张术、环咽肌切开术、肉毒毒素注射等。

📋 病例点评

此脑干梗死的病例，存在吞咽困难、饮水呛咳等真性球麻痹症状，而吞咽障碍可能导致营养不良、离子紊乱、肺内感染、窒息等严重并发症，可危及患者生命，需要在发病早期明确诊断，并有针对性地给予治疗。此病例给予留置胃管、鼻饲饮食，在保证营养摄入的同时，避免误吸、误咽，预防肺内感染，并根据吞咽障碍的发病原因，给予电子生物反馈、手法训练等治疗，改善吞咽肌群运动协调性，待吞咽功能部分恢复后，在治疗师指导下，给予结合食物的进食训练，并定期评定吞咽功能，决定能否拔除胃管、经口进食。

（王晓青）

病例 5
脑干梗死合并排尿障碍康复

病例介绍

患者男性，66 岁。因出现左侧肢体活动不灵，于神经内科就诊，行头 CT 检查提示脑干梗死，发病第二天，患者头迷加重伴视物旋转，不敢睁眼，走路不稳，并出现恶心、呕吐、声音嘶哑，饮水呛咳及吞咽困难，尿潴留，便秘。行头磁共振检查提示左侧延髓、双侧小脑半球多发近期梗死灶，左侧小脑半球为著。给予改善脑循环、营养神经、降颅压等对症治疗 15 天，患者病情平稳后转入康复科。

【查体】神志清楚，构音障碍，咽反射左侧减弱。左上肢肌力 4 级，余肢体肌力正常。四肢肌张力正常。Brunnstrom 分期：左上肢、左手 5 期，左下肢 6 期。Babinski 征（L－，R－）。左侧指鼻试验欠稳准，左侧跟膝胫试验正常。肛门指诊：肛门括约肌收缩力减弱。四肢深浅感觉未见明显异常。ADL 评分 20 分。洼田饮水实验：4 级。行尿动力学检查结果：膀胱容量 600ml，膀胱充盈压 45cmH$_2$O。

【诊断】 吞咽障碍；尿便障碍；偏瘫（左侧）；急性脑梗死（左侧延髓及小脑）；高血压 3 级（很高危）。

【诊疗过程】 入康复科后给予患者留置导尿，以及左上肢作业疗法改善患者左上肢运动功能；脑干部位超短波（无热量，7 分钟，每日一次）改善脑部供血；咽部电子生物反馈治疗改善吞咽功能；膀胱区磁刺激、超声波治疗（2.0w/cm^2，15 分钟，每日一次）促进膀胱收缩、改善排尿功能；超声波治疗脐周部位及腹部（沿结肠走形 2.0w/cm^2，15 分钟，每日一次）促进肠蠕动，改善排便功能；经直肠电子生物反馈治疗改善肛门括约肌收缩力。治疗一周后给予拔出尿管，患者尝试排尿但未能排出尿液；治疗 11 天后再次拔出尿管，患者自行排尿 500 毫升，残余尿量 80 毫升，但大便仍需肛注开塞露辅助排便；拔除尿管后，给予患者间歇导尿（每日睡前导尿 1 次），每日导出尿液在 80～120 毫升左右；继续上述治疗第 19 天，患者可自行排尿、排便，残余尿量 10 毫升，行尿动力学检查，结果：膀胱容量 450ml，膀胱充盈压 20cmH$_2$O。左上肢肌力 5$^-$级，患者康复出院。

病例分析

脑卒中后排尿功能障碍主要有膀胱反射亢进（如：急迫性尿失禁）和膀胱反射消失（如：尿潴留）两种类型。排尿障碍继发于一个复杂的神经控制之下。随着功能性磁共振成像等影像技术的发展，人们可以在膀胱储尿和排尿的同时进行脑功能实时成像。大量人体及动物实验证明，中枢神经系统的某些部位参与对排尿的控制，分别是大脑皮质、背侧丘脑、内囊、基底核、边缘系统、小脑、下丘脑、脑桥、椎体外系、脑干网状结构、脊髓中枢。目前对控制排尿的中枢组成还缺乏统一认识，但是脑桥作为排尿中枢已经得到多方肯定。脑卒中患者具有一定的尿动力学特点，主要表现为逼尿肌过度活动，逼尿肌－尿道外括约肌协同失调，输尿管反流、上尿路积水、肾功能衰竭等严重后果较少出现。部分患者可出现逼尿肌收缩无力，甚至无反射。

脑卒中后神经源性膀胱的治疗包括：积极治疗原发病，尤其是在脑卒中早期；对症治疗，依据尿动力学结果确定膀胱尿道功能的类型，达到"平衡膀胱"的目的。保守治疗仍然作为首选治疗方法，其中行为疗法、膀胱功能训练、导尿、药物治疗、针灸治疗等是传统的保守治疗方法，而神经电刺激、肉毒素注射是近年来研究较多的具有前景的治疗方法。

保守治疗：1. 行为疗法主要包括盆底肌锻炼：有意识地盆底肌肉自主性收缩锻炼的方法，又称 Kegel 锻炼，是指在不收缩腿部、臀部及腹部肌肉的情况下，通过患者有意识地对以肛提肌为主的盆底肌肉进行自主收缩以加强控尿能力，从而改善尿失禁，抑制膀胱过度活动。盆底肌锻炼现已被证明是一种非常有效、无创的治疗尿失禁的方法。

2. 膀胱训练：包括延迟排尿和定时排尿，是训练膀胱充盈及排空的方法。患者可以填写排尿日记，并且参照排尿日记预设间隔时间，制订饮水及排尿计划（包括间歇导尿时间及导尿管夹闭时间），预防泌尿系并发症。

3. 手法辅助排尿：最常用的为耻骨上叩击排尿即扳机点排尿。

4. 导尿治疗：无菌性间歇导尿术，被国际尿控协会推荐为治疗神经源性膀胱功能障碍的首选方法。主要用于各种因素导致的膀胱逼尿肌收缩无力或收缩障碍致膀胱排空障碍者，也适用于某些原因导致膀胱排空不完全者。膀胱安全容量以内进行间歇导尿不会引起上尿路功能损害为标准。与留置导尿相比，其尿路感染发生率明显降低；留置导尿：常作为脑卒中患者急性期的一种暂时性替代排尿方法，长期留置导尿易使尿路感染的发生率明显增加。

5. 药物治疗：1）改善膀胱储尿的药物：抗胆碱能药是治疗膀胱过度活动症的一线药物，该药可以提高膀胱顺应性，降低排尿阻力。2）促进膀胱排空的药物：主要是增加逼尿肌收缩和降低尿道阻力的药物，最主要的是拟胆碱药，如氯贝胆碱等。有报道称拟胆碱药物与 α 肾上腺素能受体拮抗剂联合应用，比拟胆碱药物单独使用治疗膀胱逼尿肌收缩无力更为有效。

6. A 型肉毒毒素注射：A 型肉毒毒素注射可以阻止神经肌肉接头处胆碱能神经末梢释放乙酰胆碱，可使尿道括约肌及逼尿肌舒张。用于改善逼尿肌 – 括约肌协同失调和减少膀胱过度活动。

神经电刺激治疗：目前治疗脑卒中后神经源性膀胱的方法中，电子生物反馈治疗较多，具有一定应用前景。电子生物反馈治疗对膀胱功能的调节主要通过支配膀胱尿道的中枢神经和周围神经的兴奋性与抑制性实现。临床用于治疗神经源性膀胱较多的是盆底肌电刺激、膀胱电刺激、体表电刺激等。能够有效地改善膀胱的收缩功能及肛门括约肌力量，加强逼尿肌收缩，促进尿便功能恢复。

病例点评

1. 脑卒中不仅能造成偏瘫、偏身感觉障碍、吞咽障碍、认知障碍，也可以造成尿便障碍，尤其是脑干病变，在患者症状不明显时，一定要注意询问尿便情况，及时检测患者残余尿量；

2. 一旦怀疑患者存在尿便障碍，要给予尿动力学检查，以了解患者尿道括约肌及逼尿肌肌力、肌张力，根据结果给予相应的治疗，可以加速患者的恢复。

（赵迎娱）

病例 6
大脑前动脉梗死康复

病例介绍

　　患者男性，73 岁。突然出现右侧肢体无力，伴记忆力下降，行头颅 MRI 提示左侧胼胝体、半卵圆中心近期梗死灶（图 5）。于神经内科行营养神经等治疗 10 天后记忆力好转出院。一个月后患者病情加重，右下肢不能活动，记忆力进一步下降，诊断为：急性脑梗死（左侧大脑前动脉供血区），经营养神经、抗血小板、控制血压等对症治疗 10 天右下肢活动不灵未见明显改善，转入康复科。

　　【既往史】高血压病史 1 年，未经系统治疗，血压控制不佳。

　　【查体】血压 163/80mmHg，神清语明；右上肢肌力 4 级，右下肢肌力 1 级，四肢肌张力正常。Brunnstrom 分期：右上肢 5 期，右手5期，右下肢2期。Babinski征（L－，R＋）。ADL评分：40分，MMSE（简易智力状态检查量表）评分：15分。右足皮温较低，足背动脉搏动正常。

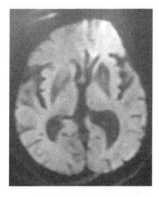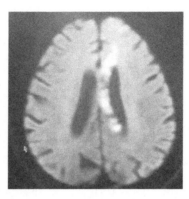

图5　头MRI弥散成像：左侧胼胝体、半卵圆中心近期梗死灶

继续给予营养神经、改善脑循环、控制血压等对症治疗，并给予运动疗法、关节松动训练、电动起立床训练、电针改善运动，重复经颅磁治疗（右侧海马和右侧M1区分别：15Hz、30%输出、50%阈值、1000点、每日一次治疗一周，右侧额顶叶：20Hz、30%输出、30%阈值、1200点、每日一次治疗两周）、右下肢行磁刺激治疗（右侧腹股沟及右侧股二头肌：25Hz、30%~50%输出、50%~100%阈值、1000点）、低频脉冲电治疗（右侧股二头肌、右侧股四头肌、右侧腓骨长短肌）改善右下肢功能，行认知知觉功能障碍训练促进认知功能恢复。治疗三周后，患者认知水平及运动功能改善不明显，MMSE评分：17分。右上肢肌力4＋级，右下肢肌力1级。

病例分析

大脑前动脉起源于颈内动脉，主要营养顶枕沟以前的大脑半球内侧面及额叶底面的一部分，额叶、顶叶上外面的上部皮质。如果梗死区域位于中央前回内侧面后部，造成对侧以下肢远端为主的严重无力，预后差。如果梗死区域位于中央前回内侧面后部、运动前区内侧面和辅助运动区，可造成对侧以下肢远端为重的下肢瘫痪，且预后差，也可造成一个预后良好的上肢近端为主的轻瘫。

额叶内侧面包括前运动皮质区、辅助运动区及中央前回内侧面皮质可能与对侧偏身躯体运动有关，这些部位损害后，临床上可以表现出对侧下肢单瘫、下肢为主的轻瘫，或造成对侧偏身瘫痪等不同程度和形式的症状组合。此外，也可能是由于皮质运动区的投射分布在半球内外侧面是一连续过程，支配上肢及躯干运动皮质恰位于与大脑前、大脑中动脉供血区交界，即分水岭区，故当一侧大脑前动脉闭塞时，这一区域由于供血不足缺血缺氧，而产生与下肢瘫痪程度相对应的症状体征。恢复期中由于大脑中动脉皮质终末支广泛的侧支循环开放，可增加这一区域供血量。这也可以解释为什么前动脉皮质支闭塞，尽管可以造成严重的偏瘫，但上肢恢复的速度明显比下肢快，有别于中动脉闭塞所致的脑梗死时上肢瘫痪程度重及预后也比下肢差的临床特点。此患者梗阻的部位为左侧额顶叶内侧，上肢功能良好，但下肢经过三个星期的康复治疗，患者右下肢并未见明显好转，预后较差。

病例点评

1. 患者为典型单侧大脑前动脉（额顶叶内侧面）梗死，上肢功能基本接近正常，下肢瘫痪严重。治疗重点主要为改善患者头部血运，促进健侧代偿功能的建立。

2. 患者右下肢呈软瘫状态，康复治疗应以磁刺激、低频电、针灸等促进肌力恢复、诱发主动运动的项目为主。

3. 大脑前动脉梗死的临床表现有别于大脑中动脉梗死，其下肢功能预后差。行康复治疗前应给予充分预估，并向患者及家属交代病情及预后。

（苏明珠）

病例 7
大面积脑梗死的吞咽、运动功能恢复

病例介绍

患者男性，58 岁。无明显诱因出现左侧肢体活动不能伴言语不清，饮水呛咳、吞咽费力，尿便失禁，无意识不清，无头晕、头痛，急送至当地医院收入神经内科，完善相关检查后，诊断为"急性期脑梗死"，患者发病初期曾发热，考虑"吸入性肺炎"，予以留置胃管、抗炎、营养神经、改善脑循环等对症治疗 15 天，体温正常、病情平稳后出院。但仍有运动功能障碍，来康复科就诊。入康复科时咳嗽、咳白色略粘稠痰液。

【查体】体温 36.5℃，脉搏 70 次/分，呼吸 18 次/分，血压 122/67mmHg，意识清楚，言语不清，查体合作。定时、定向准确，记忆力及计算力显著减退，双侧额纹对称，左侧鼻唇沟变浅，伸舌居中，示齿右偏。左侧咽反射迟钝。左肩肱二头肌长头腱压痛（＋），关节活动度正常。左上肢近端肌力 2⁻级，远端肌力 0 级，左下肢近端肌力 2 级，远端肌力 2 级，四肢肌张力正常。Babinski 征（L＋，R－）。Brunnstrom 分期：左上肢 2 期，左手 1 期，左下肢 3 期；Fugl‑Meyer 评分：8 分，Barthel（日常生活能力）指数评分：10 分，深、浅感觉未见明显异常，MMSE 评分：18 分。

【辅助检查】颅脑 MR 平扫提示右侧额、顶、颞、岛叶、右侧基底节、放射冠可见大片斑片状高信号影，考虑急性期脑梗死可能性大（图6）。

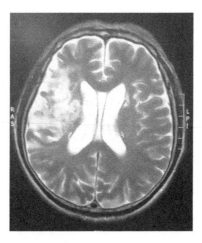

图6　颅脑 MR 平扫：右侧大脑中动脉供血区
急性期脑梗死可能性大

【诊疗过程】给予患者营养神经、改善脑循环等对症治疗，以及运动疗法及关节松动训练、作业疗法及手功能训练、低频电刺激（左侧冈上肌、三角肌、指伸肌、股二头肌、腓骨长短肌）、针灸促进偏瘫侧肌肉收缩、肌力恢复，左侧 M1 区给予经颅磁刺激治疗（5～10Hz，20% 输出，80%～100% 阈值）促进健侧脑功能代偿，左侧 Erb 氏点磁刺激（20～30Hz，30%％～50% 输出，100% 阈值）治疗促进上肢功能恢复，咽部电子生物反馈治疗促进吞咽功能恢复，认知功能训练改善认知。

连续治疗 2 个月，经口进食无呛咳，拔除胃管，出院时查体：意识清楚，轻度构音障碍，左侧咽反射略迟钝，定时、定向准确，记忆力及计算力有所好转。左上肢近端肌力 3⁻ 级，远端肌力 1 级，左下肢近端肌力 4⁻ 级，远端肌力 2 级，左上肢近端肌张力轻度增高：Ashworth（痉挛评定量表）分级 Ⅰ⁺ 级。Brunnstrom 分期：左上肢 3 期，左手 1 期，左下肢 4 期；Barthel 指数评分：65 分。Fugl - Meyer 评分：55 分，MMSE 评分：23 分，可在家属少量帮助下步行 50 米。患者病情明显好转出院。

病例分析

大面积脑梗死范围通常超过两个脑叶，且直径 >5cm，范围 >20cm²，多见于大脑中动脉。病死率 30%～80%，存活者由于神经功能严重缺损，生活质量低下。脑卒中患者肢体运动功能障碍的恢复受大脑可塑性影响，神经功能损伤后，康复治疗能够提高中枢神经系统在结构和功能上的代偿与重组能力，促进功能的重新恢复，综合康复治疗可有效改善患者日常生活能力、运动功能与心理状态。

重复经颅磁刺激（rTMS）通过改善局部和远隔皮质功能、促进多种神经递质表达，达到改善脑卒中后运动功能障碍的目的。作为一种新型非侵入性脑刺激技术，rTMS 可通过重复、连续、有规律的刺激，作用于中枢神经系统，运用一定强度的时变磁场诱发脑内感应电流产生，进而通过感应电流调节神经细胞动作电位，达到调控神经电生理活动的目的。通过健侧大脑半球的高频刺激，rTMS 能够促进皮质功能区域性重建，使皮质兴奋性产生持久性变化；同时，重复磁刺激可下调突触传导阈值，使原本不活跃的突触转变为活跃突触，实现突触联系的重建及再生。与传统康复治疗方案相比，rTMS 的加入使患者运动功能、日常生活能力及神经功能获得更快、更明显的改善，成为治疗神经系统疾患的新方法。给予患侧上肢 Erb 氏点经颅磁刺激，通过线圈产生脉冲磁场，进而在局部诱发感应电流，当感应电流超过组织兴奋阈值时引起细胞膜局部去极化，促使组织兴奋。外周磁刺激联合运动疗法、低频电刺激治疗可以更有效地提高瘫痪肌肉的收缩能力，增加本体感觉和躯体感觉的输入，从而通过丘脑皮层和皮质纤维增强初级运动皮质（M1 区）的兴奋性，这种兴奋性的增加可能会改善受损运动系统的可塑性，从而改善大脑活动的模式。咽部电子生物反馈训练可对患者局部肌肉进行训练，提高肌肉紧张度，从而使瘫痪肌肉恢复功能，改善患者吞咽功能。

病例点评

1. 经颅磁刺激的常见治疗理论为"左高频、右低频"（左侧大脑半球给予高频刺激，大于等于 1 赫兹，右侧大脑半球给予低频刺激，小于 1 赫兹）。该病例对健侧脑使用高频经颅磁刺激明显促进了运动功能的恢复。

2. 高频磁刺激作用于周围神经、肌肉，可对运动障碍尤其是软瘫期患者有着很好的作用。

（赵迎娱）

病例 8
脑出血合并胆囊炎、格林巴利综合征康复

病例介绍

患者男性，47岁，身高185cm，体重110kg。因突发右侧肢体活动不灵伴言语不能入急诊。查体：血压170/100mmHg，神志恍惚，言语不能，双瞳孔等大正圆，直径约3.0mm，光反应存在，右侧肢体肌力1级，右侧巴氏征阳性。于急诊行头CT检查示左侧基底节脑出血，出血量约40ml（图7）。遂诊断为高血压脑出血，当日于神经外科行显微镜下颅内血肿清除术。术后患者神志逐渐转清，但肢体及言语功能未见明显好转。脑出血术后第9日，患者突然出现左侧肢体活动不灵，查体：血压128/92mmHg，神志清楚，言语不能，双侧肢体肌力1级，右侧巴氏征阳性，左侧巴氏征阴性。行头CT检查示未见导致左侧肢体活动不灵的责任病灶。考虑

该患者既往多年高血压及冠心病病史，血管条件较差，且以往血压控制不佳，容易因脑灌注不足而出现继发性脑梗死。因心脏存在支架，不宜行头 MRI 检查明确诊断，暂按颅内缺血处理。但由于脑出血术后时间较短，仅给予营养神经（单唾液酸四己糖神经节苷脂钠注射液、脑苷肌肽注射液）等对症治疗。脑出血术后第 19 日转入康复科。

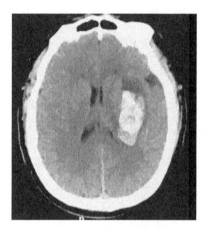

图 7　颅脑 CT（发病时）：左侧基底节脑出血，量约 40ml

【既往史】高血压病史 10 余年，血压最高 220/100mmHg，未规律服药；冠心病病史 10 年，植入心脏支架五枚。

【查体】血压 155/92mmHg，烦躁，神清，混合性失语，查体欠配合，双侧咽反射消失，咳嗽反射减弱，右侧肢体肌力 0 级，左侧肢体肌力 1 级，四肢腱反射消失，右侧巴氏征阳性。Barthel 指数：0 分，Fugl – Meyer 运动功能评分：0 分。

【诊疗过程】给予常规降颅压、营养神经、控制癫痫、控制血压等药物对症治疗，常规物理因子（包括低频电、电针、磁刺激、生物反馈治疗等）治疗及手法治疗促进肢体、言语功能恢复。肢体及言语功能无明显改善。

脑出血术后 1 个月，患者出现发热，体温最高 38.3℃，略烦躁，无咳嗽、咳痰，患者言语不能，问诊无法配合，追问家属无明确着凉病史。查体：双肺底可闻及湿啰音，右肺呼吸音弱，腹部膨隆，无压痛、反跳痛及肌紧张，余同前。实验室检查：血常规：WBC（白细胞计数）16.48×10^9/L，粒细胞比率76%，Hb（血红蛋白）177g/L，肝功能检查：白蛋白34.4g/L，CRP（C反应蛋白）16.5mg/L、PCT（降钙素原）0.08ng/ml，尿常规：白细胞3.76/HPF（高倍视野），便常规未见异常，血培养：未生长细菌，血气分析：氧分压70.9mmHg，二氧化碳分压38.9mmHg，肺CT检查示右肺中下叶膨胀不良，中叶不张，右侧少量胸腔积液，双肺慢性炎症可能大。患者尿常规基本正常，排除泌尿系感染。考虑患者长期卧床，双侧咽反射消失，咳嗽反射减弱，因误吸引起肺内感染可能性大，给予患者留置胃管、注射用美罗培南1.0g每8小时一次静脉滴注抗炎、化痰、扩气道和增强免疫力治疗。治疗有效，患者体温平稳1周后，在应用注射用美罗培南的情况下再次出现发热伴寒战，体温最高39.3℃，仍无明显咳嗽、咳痰，为排除其他感染灶，给予患者拔出经外周静脉置入中心静脉导管（PICC），并再次行血培养及导管尖端培养，结果均为阴性。后患者仍然反复发热，考虑由于咳嗽反射减弱引起痰液引流不畅可能性大，遂转至呼吸内科继续治疗。

脑出血术后1个半月，复查肺CT检查示右肺中叶不张，双肺慢性炎症可能大，右侧膈肌升高，胆囊体积明显增大（图8）。因肺CT提示胆囊增大，行全腹CT检查示胆囊炎伴穿孔可能性大。明确诊断为急性非结石性胆囊炎、胆囊穿孔。由于患者处于脑血管病急性期，暂不建议行胆囊切除术。于介入科给予患者行经皮经胆管穿刺引流术治疗，引出脓性胆汁100ml，后患者体温迅速下降，3日后恢复正常，未再发热。

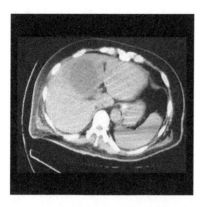

图8　肺CT（复查）提示右侧膈肌升高，
胆囊体积明显增大

脑出血术后2个月，患者言语功能较前改善，简单语句可对答，但肢体功能同前无明显变化，转回康复科。考虑患者四肢腱反射消失，左侧仍未出现病理反射，且肢体功能未见明显恢复，复查头CT检查示左侧脑出血术后改变，右侧仍未见明显梗死灶（图9）。查体及辅助检查与右侧继发性脑梗死诊断有所不符，遂行肌电图检查示右尺神经、双侧腓总神经、双侧胫神经运动神经诱发电位未引出；右正中神经运动神经传导速度减慢，远端潜伏期延长，诱发电位波幅明显降低。考虑格林巴利综合征可能性大。继续给予营养神经、常规物理因子及手法治疗，促进言语、吞咽及肢体功能恢复，胆囊区超短波、超声波及脉冲激光治疗促进胆囊炎症吸收，增加左侧Erbs点和腹股沟磁刺激（20～30Hz，50%～70%输出，80%～100%阈值）及右侧M1区经颅磁刺激（10～20Hz，20%输出，80%～100%阈值）。治疗2个月后，患者可独坐，平衡杠内可站立，胆囊引流3个月后，患者于床上变换体位时，经皮经胆管穿刺引流管不慎脱落，脱落前，引流管每日引流略浑浊胆汁5～10ml。患者无发热，无腹痛等不适主诉，腹部查体：腹软，右上腹无压痛、反跳痛、肌紧张，Murphy（墨菲）征（－）。继续行胆囊区超短波、超声波及脉冲激光等物理治疗，后复查全腹 CT 检查示胆囊已萎缩（图 10）。无需普外科手术治疗。

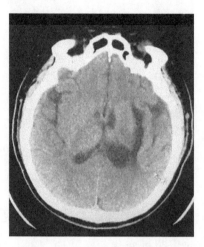

图 9　头 CT（发病 2 个月复查）左侧脑出血术后改变，
右侧仍未见明显梗死灶

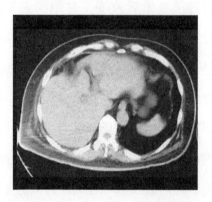

图 10　全腹 CT 检查：胆囊已萎缩

脑出血术后 8 个月，交流顺畅，运动功能较前改善，日常生活能力提高，查体：神清，言语欠清，右侧咽反射略减弱，右侧肢体近端肌力 1 级，左侧肢体近端肌力 4 级，远端肌力 2 级，四肢肌张力正常，左侧腱反射消失，右侧腱反射存在，右侧巴氏征阳性，Barthel 指数：30 分，Fugl – Meyer 运动功能评分：8 分。

病例分析

　　脑出血术后伴发格林巴利综合征的早期诊断非常重要，影响患者的治疗和预后。本病例中，该患者未及时明确诊断，主要原因有以下几个方面：①高血压脑出血患者因血管因素、术后所致脑水肿、炎症损伤等原因，容易并发脑梗死。该患者既往又曾经多次发生心脑血管事件，血管条件差，血压控制不佳，为脑梗死发生的高危因素，有理由怀疑患者患有脑出血后脑梗死；②该患者既往植入心脏支架，无法行颅脑 MRI 检查，无法明确患者是否真正存在近期梗死灶，为排除脑梗死诊断增加难度。

　　急性非结石性胆囊炎是一种相对独立的疾病，临床发病率较低。该患者脑出血术后合并急性非结石性胆囊炎的原因分析如下：①严重的脑卒中及手术因素激活内源性凝血因子，使胆囊局部血管痉挛和缺血，继发胆囊黏膜损伤所致；②患者常年高血压，内脏动脉硬化可造成胆囊的低灌注、胆囊黏膜缺血，引起黏膜缺血再灌注损伤，最终导致胆囊炎症改变；③该患者脑出血术后存在严重的低蛋白血症和贫血，免疫功能较差，细菌可能通过肠道逆行到胆囊，进而加速、加重胆囊的病理改变过程，导致胆囊坏疽、穿孔，而其中引起感染的革兰氏阴性杆菌中，大肠埃希菌占80%。该类患者为早期明确诊断，在诊治过程中应注意：①在使用高级抗生素的情况下仍然反复出现发热伴寒战，应考虑存在其他感染灶；②当血培养出现大肠埃希菌阳性时，应考虑存在腹腔感染，尤其是 AAC（急性非结石性胆囊炎）的可能，需尽快完善全腹 CT 检查，明确诊断。

　　在康复治疗方面，该患者运动功能恢复较慢，考虑主要影响因素有以下几方面：①原发病决定预后。该患者病情较重，运动功能恢复难度较大；②患者既往存在高血压及冠心病病史，血管条件较差，代偿能力有限，不利于脑血管病恢复；③患者术后出现发热，明确诊断和治疗分散康复精力，后转至呼吸内科延误康复进程，使患者错过最佳康复时机。以上因素导致该患者运动功能康复缓慢，这种情况下，该患者的康复重心应为恢复左侧肢体和躯体功能为主，提高患者日常生活能力。除常规物理治疗因子（如低频电、电针等）及手法治疗外，近年来，重复经颅磁刺激已广泛应用于脑血管病患者运动皮质 M1 区，来改善肢体运动功能障碍，其可能作用机制有皮质可塑性、突触可塑性及半球间经胼胝体交互性抑制等。该患者增加运动皮质 M1 区重复经颅磁刺激后，明显加速患者躯体运动功能恢复，取得一定的疗效。

病例点评

脑卒中后急性胆囊炎：①为非常规感染；②患者言语障碍，表达不清，肥胖腹部膨隆，容易掩盖腹部阳性体征；③既往无胆结石、胆囊炎病史，容易被忽略。针对这类患者查体要仔细，结合辅助检查以免误诊。

脑卒中合并格林巴利综合征：①在治疗期间出现；②因心脏支架无法行头 MRI 检查，无法确切除外颅内缺血；③既往有心脑缺血性疾患，易发生心脑血管事件，导致延误诊治。对于该患者突然出现症状加重，无病理反射，应及时进行细致查体、相关检查，以明确诊断。

（海　虹）

病例 9
脑梗死伴心功能不全康复

病例介绍

患者女性，53 岁。饮食呛咳 20 天，言语欠清伴右侧肢体活动不灵 15 天转来康复科。患者既往有心律失常、持续性心房颤动、心功能不全、高血压、糖尿病病史，日常活动无胸闷、气短等症状发作。发病前半年自行停用华法林抗凝。

【查体】脉律不齐，呼吸 18 次/分，血压 139/75mmHg。神志清，精神可，搀扶下步入病房，言语欠清，双肺未闻及干湿啰音，心室率 97 次/分，第一心音强弱不等，节律绝对不规整，双下肢不肿。咽反射减弱，肌张力正常，右侧肢体肌力 4 级，右侧 Babinski 征阳性，右侧指鼻试验、跟膝胫试验欠稳准，右侧肢体 Brunnstrom 分期：5 期，Barthel 指数：85 分，Fugl - Meyer 上下肢功能评分：

90 分，洼田饮水试验 4 级。

【辅助检查】头颅 MRI：急性脑干梗死（图 11）。心电图提示房颤心律，下壁、侧壁 ST－T 改变。心脏常规超声检查：左心房增大，左心室偏大，左室舒张功能减退，二尖瓣后叶瓣环钙化，主动脉瓣见轻度返流。BNP（B 型利钠肽）：227pg/ml。

【诊断】偏瘫，吞咽障碍，构音障碍，急性脑血管病，脑梗死（脑干），心律失常房颤，高血压 3 级（很高危），糖尿病。

【诊疗过程】给予抗凝（根据国际标准化比值调整剂量），给予控制血压、心率、调血脂、控制血糖药物治疗。予肢体运动疗法、言语训练、咽部低频电刺激、吞咽功能障碍训练（咽部冰刺激和手法治疗）等康复治疗。入院 5 天后患者血压较低，波动于 90～120/55～80mmHg，停用降压药。

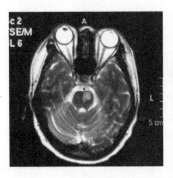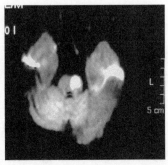

图 11　头颅 MRI（发病 4 天）提示急性脑干梗死

入院 1 周时患者因情绪激动后自觉胸闷、气短，予吸氧，血压 125/70mmHg，查心电图：房颤心律，心率 78 次/分，下壁、侧壁 ST－T 改变，较前未见明显改变。休息约 15 分钟后缓解。予盐酸曲美他嗪片口服营养心肌。嘱控制运动量，避免劳累，稳定情绪。复查 BNP：486pg/ml。患者自诉进行运动疗法时偶有胸闷、气短，休息后可缓解。入院 2 周后患者血压回升，波动于 120～147/70～75mmHg，查体较前无明显变化。复查 BNP：514pg/ml，较前进行性升高。完善心脏彩超＋心功能检查示射血分数（EF）51%，左室心肌非均匀性肥厚，双房大，二尖瓣、主动脉瓣退行性变伴轻度返流，静息状态下左室整体收缩功能正常低值，心包积液（少量）。患者无胸痛心悸等不适，自述夜间平卧不受限，活动量大或者说话过多时有气短症状发作，休息可缓解。给予注射用复合辅酶静点营养心肌。请心内科会诊，补充诊断：心尖肥厚型心肌病不除外。目前BNP进行性增高，出现气短症状，考虑心力衰竭所致，给予硝酸异山梨酯注射液30mg，以2～8ml/h持续泵控静点，患者心肌肥厚，勿使血压过低（血压不低于110/60mmHg）；呋塞米片20mg、螺内酯片20mg每日1次鼻饲利尿，氯化钾溶液鼻饲补钾，暂停运动疗法。一周后患者气短症状缓解，复查BNP：414pg/ml。暂停硝酸异山梨酯注射液泵入，改为单硝酸异山梨酯缓释片40mg每日1次鼻饲，暂停注射用复合辅酶静点，改为盐酸曲美他嗪片鼻饲。嘱患者适量床旁活动，避免劳累。患者肢体功能、吞咽功能较入院有所恢复，Barthel指数：100分，Fugl - Meyer上下肢功能评分：100分，洼田饮水试验3级。患者进食无呛咳，饮水偶有呛咳，强烈要求拔出胃管。嘱患者缓慢经口进食，饮水或喝汤时添加增稠剂避免呛咳，避免经口进食酥性饼干等易呛咳食物。

硝酸异山梨酯注射液停药1周后复查BNP：540pg/ml。尽管患者口服心脏药物治疗，但BNP反复升高，体力较弱，日常活动偶有胸闷、气短，予心脏康复治疗，由心肺治疗师制定训练计划。运动试验评定结果：6分钟步行试验：104米，2分钟踏步试验：37次。康复训练内容包括四肢抗阻肌力训练，半蹲、步行、上下台阶训练、体操、踏步、四方步、牵伸等，每天1次，每次20分钟。训练前后测血压，训练过程监测血氧饱和度和心率，并应用Borg自觉运动强度评分评估劳累程度。心脏康复治疗2周后6分钟步行试验：424 米，2 分钟踏步试验：44 次。3 周后 6 分钟步行试验：451 米，2 分钟踏步试验 56 次，复查 BNP：242pg/ml。患者体力较前明显恢复，日常活动和运动康复治疗时均无胸闷气短症状，洼田饮水试验 2 级，准予出院，嘱继续注意饮食方式避免呛咳。

病例分析

在 50～59 岁的患者中，房颤所致脑卒中的发生率为 1.5%/年，占脑卒中总数的 6.7%。对于房颤患者应定期评估其血栓栓塞风险。肥厚型心肌病是房颤患者血栓栓塞的独立危险因素，应行抗凝治疗。CHA_2DS_2-VASc 评分法是根据患者是否有近期心力衰竭（C，1 分）、高血压（H，1 分）、年龄≥75 岁（A，2 分）、糖尿病（D，1 分）、血栓栓塞病史（S，2 分）、血管疾病（V，1 分）、年龄 65～74 岁（A，1 分）和性别（女性，Sc，1 分）确定房颤患者危险分层，最高评分为 9 分。CHA_2DS_2-VASc 评分≥2 者需服抗凝药物；评分为 1 分者，口服抗凝药物或阿司匹林或不进行抗栓治疗均可；无危险因素，即评 0 分者不需抗栓治疗。房颤是心力衰竭强烈的独立危险因素。脑卒中和心力衰竭通常共存，两者都预后不良。对脑卒中合并心力衰竭患者适宜时安排运动计划，可改善生活质量。

在对慢性心力衰竭患者实施运动康复前，应进行运动试验评定心功能，为制定运动处方提供依据。心肺功能运动试验（CPET）客观定量平均心脏储备功能和运动耐力，是评定心力衰竭患者心脏功能的金标准。建议慢性心力衰竭患者采用症状限制性运动试验或亚极量运动试验。患者自感劳累及呼吸困难程度可参照 Borg 自感劳累分级表（RPE）和呼吸困难分级表。6 分钟步行试验（6MWT）

易于实施，适合中、重度心力衰竭患者。

有氧运动是慢性心力衰竭患者运动康复的主要形式，抗阻运动作为有效补充。通过连续或间歇的中等强度的运动训练（目标心率从最高心率的 50% ~ 60% 开始），以达到有氧运动的目的。还可以 Borg 自觉运动强度评分为标准确定运动强度。初始阶段应监测心电图、血压等。脑卒中合并心力衰竭患者的康复应避免增加心脏负荷因素如医源性液体负荷过多、运动量过大、情绪激动等。

病例点评

1. 患者有持续性房颤、心尖肥厚型心肌病不除外、高血压、糖尿病等基础疾病，应常规抗凝治疗，患者本次脑梗死与擅自停用华法林有关。对患者进行健康教育，按时服药，预防血栓栓塞。

2. 充分了解该患者诱发心力衰竭的因素，既往每次情绪激动均会诱发胸闷气短，BNP 升高。对患者进行心理疏导，学会控制情绪。

3. 患者出现心力衰竭症状后，暂停运动疗法，及时给予扩冠、利尿减轻心脏负荷缓解症状。但是尽管有药物治疗，患者体力仍较弱，给予心脏运动康复治疗后，运动耐力及生活质量明显改善，BNP 也显著下降。治疗师为该患者制定运动处方前进行 6 分钟步行试验等运动评定，运动过程监测血氧、心律、血压，遵循个体化原则调整运动处方，确保运动康复安全、有效的进行。

（张　带）

病例 10
脑卒中合并吸入性肺炎康复

病例介绍

患者男性，59岁，右侧肢体活动不灵、言语不清、吞咽困难。发病当日行头颅 CT 提示左侧侧脑室旁及颞叶脑梗死（图 12），于神经内科行改善脑循环、营养神经等对症治疗。发病第 9 天患者出现发热，体温最高达 39℃，伴咳嗽，咳大量黄痰，实验室检查：血常规：白细胞计数 6.03×10^9/L，粒细胞比率 67.5%。C 反应蛋白测定：CRP 330.00mg/L。血清降钙素原：PCT 0.77ng/ml。血沉：ESR 62mm/h。血清白蛋白 34.1g/L。肺部 CT 提示双肺下叶斑片状高密度影，诊断为"吸入性肺炎"。予患者留置胃管，注射用哌拉西林钠他唑巴坦钠（4.5g 每 8 小时一次静点）抗感染治疗，多索茶碱注射液（0.2g 日 2 次静点）扩气道，乙酰半胱氨酸片化痰等治疗。一周后患者体温恢复正常，咳嗽、咳痰较前有所好转，转入康复科系统康复治疗。

【查体】查体：T（体温）37℃，P（脉搏）90 次/分，R（呼吸）20 次/分，Bp（血压）162/90mmHg。神志清楚，言语不清，双肺呼吸音弱，可闻及水泡音。右上肢近端肌力 2 级、远端肌力 1 级，肌张力增高（Ashworth 分级 2 级）；右下肢肌力 3 级，肌张力正常，Brunnstrom 分期：右上肢 3 期，右手 2 期，右下肢 4 期，Babinski（L－，R＋）。洼田饮水实验：4 级。

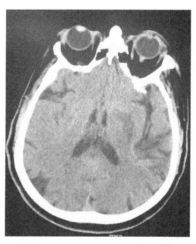

图 12　头颅 CT 提示左侧侧脑室旁及颞叶脑梗死

【诊疗过程】于康复科继续给予营养神经等药物治疗，并继续留置胃管，给予咽部电子生物反馈改善吞咽，超短波改善肺部炎症，运动疗法、关节松动、经颅磁刺激、作业疗法、手功能训练、低频电治疗改善肢体功能。15 天后，患者咳嗽较前明显好转，基本无痰，双肺水泡音消失，复查洼田饮水实验：2 级，予拔出胃管，能够自主进食。右侧肢体肌力较前改善：右上肢可抬离床面、右手指可小幅度屈曲（右上肢近端肌力 3 级、远端肌力 2 级），肌张力较前降低（Ashworth 分级 1 级）；右下肢肌力 3 级，肌张力正常，Brunnstrom 分期：右上肢 3 期，右手 3 期，右下肢 4 期。化验结果示，血常规：白细胞计数 $4.3 \times 10^9/L$，粒细胞比率 62.8%。C 反应蛋白测定：CRP 4.00mg/L。血清降钙素原：PCT 0.07ng/ml。

病例分析

吸入性肺炎是指口咽部分泌物和胃内容物反流吸入至喉部和下呼吸道引起的多种肺部综合征，吸入量较大时可引起急性化学性吸入性肺炎，如果吸入量小且将咽部寄植菌带入肺内，可导致细菌性吸入性肺炎。

吞咽障碍是吸入性肺炎最常见的危险因素之一，与延髓麻痹密切相关。舌咽神经、迷走神经、舌下神经损伤可造成真性延髓麻痹，双侧大脑皮质上运动神经元或皮质延髓束受损可导致假性延髓麻痹，延髓麻痹一旦发生即可出现吞咽障碍。脑卒中患者常有吞咽反射受损（该患者考虑为假性球麻痹）、瘫痪、卧床等情况，这些情况均可引起胃排空延迟、肠道扩张和蠕动减弱，从而增加吸入性肺炎的危险性。脑卒中后吞咽障碍可诱发窒息、脑卒中相关性肺炎、脱水及营养不良，直接或间接影响脑卒中患者的愈后。因此对吞咽功能障碍应进行正确的诊断，并采取相应的干预措施以降低脑卒中后吸入性肺炎的发生率。

该患者为中年男性，此次急性起病，出现偏瘫、吞咽困难、饮水呛咳、发热、咳大量黄色黏液痰，听诊双肺可闻及痰鸣音。白细胞计数、C 反应蛋白、血清降钙素原均升高，肺 CT 示双肺下叶斑片状高密度影。结合患者病史，可明确诊断。

当确定存在吞咽障碍时，需给予及时、综合、全面的治疗：首先，吞咽障碍患者应避免经口进食，并留置胃管、鼻饲饮食，防止食物残渣、口咽部分泌物等进入呼吸道，并注意进食时体位，避免发生呛咳及食物反流。如果存在肺内感染，应积极治疗，保证生命体征及病情的稳定。可根据患者的吞咽情况给予相应物理及手法治疗，促进吞咽功能的恢复。目前，吞咽障碍的主要治疗方法有吞咽康复训练，针灸及电刺激治疗等。其中康复训练包括：①基础训练：针对于摄食和吞咽活动相关的器官进行间接训练，如通过口腔、脸部、舌部肌群进行主动或者被动的训练，以此预防患者废用性吞咽功能低下，改善患者在进行吞咽时的运动协调性。②直接摄食训练：在安静的进食环境下，协助患者调整进食体位，根据患者的实际的饮食浓度及进食量，让患者尝试自己进食。③间接治疗：在吞咽前，轻柔且长时间地触碰与刺激患者前后腭弓、软腭弓及咽喉后壁与舌后部，提高患者吞咽反射的敏感程度；对吞咽相关的肌肉进行训练，如舌肌运动训练、软腭训练、发音训练等。患者行这些综合康复训练治疗后，应定期评定吞咽功能，根据吞咽功能恢复情况，确定能否拔除胃管，并选择适合拔除胃管的时机，指导患者选择正确的进餐方式。

病例点评

1. 患者进食时注意抬高床头，至少达到60°，在病情允许的情况下进食后保持坐位20分钟以上，促进食物在消化道的推进。在吞咽尚未恢复前尽量经胃管进食。

2. 定期评定患者吞咽功能，在吞咽尚未完全恢复前，尽量不经口进食。

3. 脑卒中伴有吞咽功能障碍的患者宜早期留置胃管，能减少吸入性肺炎的发生率，且增加脑卒中相关肺炎后的好转率，待吞咽困难好转后再拔出胃管。

（苏明珠）

病例 11
脑外伤合并精神障碍的康复治疗

📋 病例介绍

患者女性，25 岁。因车祸后右侧肢体活动不灵 1 个月来诊。患者 1 个月前车祸后昏迷，行头 CT 示左额顶叶出血伴脑挫裂伤（图 13）。于当地医院给予营养神经、抗炎等对症治疗，伤后 8 天，神志逐渐转清，发现右侧肢体活动不灵，情绪烦躁，时常哭闹喊叫，问话不答，二便不能表达，睡眠差，每晚 3 ~ 4 小时睡眠时间。

【查体】卧床，神志清楚，偶可简单对答，对答不准确，躁动明显，右肱二头肌肌张力增高（改良 Ashworth 痉挛量表评定 4 级），可见四肢有自主活动，肌力查体不配合，腱反射正常，无病理反射。Barthel 指数：0 分。

【辅助检查】复查头 MRI：未见明显异常（图 14）。

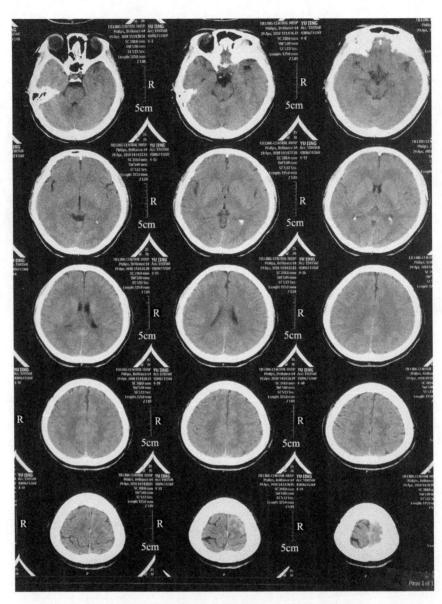

图 13　头 CT（受伤时）左额顶叶出血伴脑挫裂伤

【诊疗过程】患者入院后给予单唾液酸四己糖神经节苷脂钠注射液营养神经，运动疗法、电动起立床改善右侧肢体运动，关节松动训练、蜡疗、超声波治疗（2.0w/cm²）改善右肘关节张力增高，经颅磁刺激（右前额背外侧，1Hz，30% 输出，30% 阈值，1000点）改善患者情绪。治疗一周后患者运动功能有所改善，右肘肌张

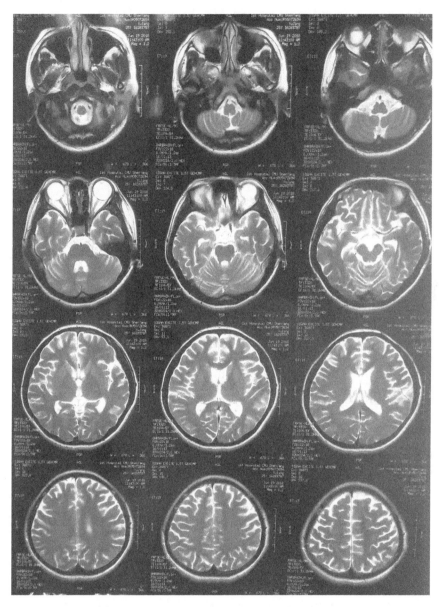

图 14　头 MRI（发病 1 个月）未见明显异常

力明显下降，可独坐，但哭闹及睡眠无改善，给予盐酸氟西汀分散片（20mg，每日一次）改善睡眠及情绪。服用一周后患者睡眠有所改善每晚 6～8 小时，但仍烦躁不安，康复治疗配合欠佳，请心理科会诊，将盐酸氟西汀分散片更换为奥氮平片（2.5mg，每晚一

笔记

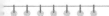

次）改善症状，患者烦躁逐渐好转，康复治疗配合程度逐渐改善，肢体功能明显好转，受伤后 2 个月查体：情绪稳定，对答正确，右肱二头肌肌张力 1 级（改良 Ashworth 痉挛量表评定），右侧肢体肌力 4 级，右侧肢体 Brunnstrom 分期 4 期，在监护下短距离步行 100 米，Barthel 指数：95 分。患者应用奥氮平片 1 个月后逐渐停药。随访停药 3 个月，患者病情无反复。

病例分析

　　颅脑外伤导致的急性脑器质性精神障碍十分常见，中重度颅脑损伤患者中发生精神障碍者可达 70.0% ~ 90.2% 。通常认为颅脑外伤导致脑器质性精神障碍可能是由外伤器质性因素及心理社会因素共同发挥作用所致。外伤后早期精神障碍与脑外伤的严重程度密切相关。颅脑损伤发生后，由于脑组织的坏死、水肿，导致了颅内压的增高，从而产生一系列生化、循环和电生理的变化，这些变化均会导致精神障碍。大脑一些情感相关部位如额中回后部、颞叶、边缘系统、胼胝体等缺氧、缺血及氧自由基的损伤，这些病理变化可能会导致 5 - 羟色胺和去甲肾上腺素的降低，从而引发大脑功能障碍而产生精神症状。左侧大脑半球出现的精神障碍的主要症状为焦虑、抑郁性障碍、痴呆样改变和情感淡漠；右侧大脑半球出现的精神障碍的主要症状为情感高涨、抑郁、焦虑性障碍及痴呆样改变；额叶损害的精神障碍主要表现为痴呆样改变、焦虑性障碍；而颞叶损害则出现抑郁性障碍、情感高涨、思维障碍、焦虑性障碍及情感淡漠为主。

　　奥氮平片是新型非典型抗精神病药，能够与 5 - 羟色胺受体、多巴胺受体、乙酰胆碱受体、肾上腺素受体、组胺受体等相结合，改善脑内多种神经通路，其与 $5-HT_2$（5 - 羟色胺）受体的结合能力最强，可全面改善精神症状。主要治疗精神分裂的阳性症状，奥氮平片有神经保护作用。

🏥 病例点评

1. 脑外伤后出现精神障碍非常常见，对患者及家庭造成很大的负担，且影响患者的康复治疗，积极干预患者心理状态，提高康复积极性，可改善患者预后。

2. 康复科患者存在心理问题的很多，包括焦虑、抑郁、精神障碍等，作为康复科医生要意识到患者有该方面的问题，并掌握一些心理药物的应用，对临床工作非常有利。如果用药后效果不明显，请专科医生指导治疗，改善患者疗效。

（海　虹）

病例 12
脑卒中后认知及
情绪障碍康复

病例介绍

患者男性，43 岁。7 个月前出现右侧肢体活动不灵伴言语不能。就诊于我院行颅脑 CT 平扫提示左侧脑出血、脑室内积血（图15）。后急诊行左侧基底节区脑出血钻孔引流术、右侧脑室外引流术。术后神志逐渐转清，但仍存在右侧肢体活动不灵，术后第 14 天转入康复医学科进行系统康复物理治疗。

【诊疗经过】患者入康复科后出现情绪调节障碍如抑郁、焦躁等。存在对周遭事物丧失兴趣，打骂家属及医护人员，拒绝康复物理治疗等不配和行为，严重影响康复物理治疗进程。根据上述症状，给予患者右侧前额背外侧及海马重复经颅磁刺激治疗（20Hz，30% 输出，30% MT，1000 点，每日一次），并联合心理科给予患者

笔记

抗焦虑、抗抑郁药物治疗（劳拉西泮片 0.5mg 每晚一次、盐酸帕罗西汀片 10mg 每晚一次），2 周后患者情绪明显好转，攻击行为逐渐消失，可良好地配合康复物理治疗和用药，患者运动、语言功能明显改善。

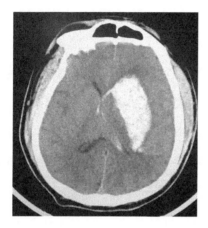

图 15　头 CT：左侧脑出血、脑室内积血

病例分析

脑卒中后情感障碍是脑卒中的常见并发症之一，而焦虑和抑郁又是脑卒中后情感障碍最常见的类型。急性脑卒中常并发焦虑障碍，发生率为 40% ~ 50%，而有 1/3 脑卒中后患者发生脑卒中后抑郁。

脑卒中后抑郁的临床表现多种多样，一般分为核心症状和非核心症状。核心症状包括：①大部分时间内总是感到不开心、闷闷不乐，甚至痛苦。②兴趣及愉快感减退或丧失，对平时所爱好、有兴趣的活动或事情不能像以往一样愿意去做并从中获得愉悦。③易疲劳或精力减退，每天大部分时间都感到生活枯燥无意义，感到度日如年；经常想到活在世上没有什么意义、甚至生不如死；严重者有

57

自杀的倾向。非核心症状包括：①生理症状，如体重减轻、入睡困难、眠浅多梦、易惊醒和早醒、不明原因疼痛、食欲减退或亢进、性欲减退等；②可伴紧张不安、焦虑和运动性激越等；③其他症状，如犹豫不决、自我评价降低，自责，自罪，无价值感，自杀和自伤，注意力下降。此外，脑卒中后抑郁还具有以下临床特点：①患者一般并不主动叙述或掩饰自己情绪的不良体验，而多以失眠、疼痛、消化道症状、流泪、遗忘等躯体症状为主诉；②有些表现为依从性差，导致脑卒中症状加重或经久不愈；③脑卒中后抑郁患者常伴随一定的认知功能损害，可表现为执行功能减退、记忆力下降、注意力不集中等；④脑卒中后抑郁患者的抑郁症状多为轻中度抑郁，常伴发焦虑或者躯体化症状。

在临床多用新型抗抑郁药物，如选择性 5 - HT（5 - 羟色胺）再摄取抑制剂（SSRIs）、选择性 5 - HT 和 NE（去甲肾上腺素）再摄取抑制剂（SNRIs）、NE 和特异性 5 - HT 再摄取抑制剂（NaSSA）等抗抑郁药物治疗卒中后抑郁。SSRIs 通过阻断 5 - HT 的再摄取来增加突触间隙中 5 - HT 的浓度并兴奋所有 5 - HT 的亚型，对其他类型的神经递质几乎没有影响，达到调节抑郁情绪的目的。主要药物包括盐氟西汀、帕罗西汀、氟伏沙明、舍曲林、西酞普兰五种，在临床上应用非常广泛，疗效也比较肯定。SNRIs 类抗抑郁药主要包括文拉法辛和度洛西汀，作用的受体主要包括 5 - HT 和 NE，通过阻断 5 - HT 和 NE 受体而减少再摄取，增加其在突出间隙中的浓度来达到抗抑郁的目的，这类药物针对程度较重的抑郁及躯体化症状较重的患者疗效肯定。NaSSA 类抗抑郁代表药物为米氮平，其作用机制是阻断 NE 及特异性 5 - HT 再摄取达到抗抑郁的目的。

劳拉西泮的药理作用：苯二氮卓类抗焦虑药，其作用与地西泮相似，但抗焦虑作用较地西泮强，诱导睡眠作用明显。在推荐剂量应用下，劳拉西泮的药理作用来自边缘系统，它的效力优于其他苯二氮䓬类化合物，应用一般剂量，皮质的抑郁或抗交感神经的作用很少或没有。劳拉西泮的适应证：适用于焦虑障碍的治疗或用于缓解焦虑症状及与抑郁症状相关的焦虑的短期治疗。

物理治疗应用于脑卒中后抑郁，主要为重复经颅磁刺激技术（rTMS）。rTMS作为一种无创的非侵入性的治疗方法，自应用于临床以来，受到广泛关注。研究使用10Hz频率的rTMS对慢性脑卒中后抑郁进行干预发现，rTMS对于脑卒中后抑郁患者症状改善、神经功能的恢复有很大好处。

病例点评

1. 脑卒中后患者发生抑郁和焦虑的情况很普遍，尤其在康复医学科。在临床工作中，一定要注意患者的情绪变化，并及时给予干预措施。随着患者情绪的改善，对康复治疗效果存在明显的促进作用。

2. 充分利用物理因子治疗，不仅可以改善患者情绪症状，而且可以减少药物的摄入，同时减少药物的不良反应。

3. 在患者情绪症状较严重时，单学科治疗效果不能有效缓解症状。需要及时联系相关科室（心理科）进行会诊，协助制定治疗计划，以求最佳治疗效果。

（姜异凡）

笔记

病例 13
蛛网膜下腔出血、
脑积水术后康复

病例介绍

患者男性，39岁。突发剧烈头痛，伴恶心、呕吐，当时神志清楚，可行走。急查头 CTA（CT 血管造影术）提示前交通动脉瘤破裂出血。发病后 6 小时，患者头痛加重，伴意识不清、躁动，复查头部 CT 示蛛网膜下腔出血增加，急诊行左侧翼点入路前交通动脉瘤夹闭、去骨瓣减压术。术后患者神志清，可站立、床旁行走、自主进食。术后 3 天患者骨窗膨出明显，行腰椎穿刺置管外引流术。置管引流术后 15 天，患者突发四肢活动不灵、不能进食，复查头 CT 见脑室扩大，再行脑室 – 腹腔分流术。术后患者神志清楚，动作迟缓，能说出简单词语，吞咽不能。患者术后 4 个月复查头 CT 显示颅骨金属网影，相应金属网下可见长条状低密度带，与脑实质之间相隔高密度线影；左侧额颞叶可见片状低密度灶；右侧侧脑室内可见导管影引出脑外，中线结构受压向右偏移（图16）。入我科开始康复治疗。

【查体】体温 37.0℃，脉搏 86 次/分，呼吸 19 次/分，血压 123/86mmHg，表情淡漠，反应迟钝，言语不清（因声音微弱无法辨别），吞咽不能（鼻饲饮食中），四肢肌力 3 级（肢体动作迟缓），四肢肌张力显著增高（Ashworth 分级：右上肢 1⁺级、右下肢 2 级、左上肢 2 级、左下肢 3 级），双肘关节被动活动度（屈曲）0°～100°，双膝关节被动活动度（屈曲）0°～90°，双侧踝关节僵硬、双侧跟腱挛缩（双踝关节固定在跖屈 90°位），无法站立及行走，ADL：20 分（Barthel 指数）。

【辅助检查】术后 4 个月复查头 CT 显示颅骨金属网影，相应金属网下可见长条状低密度带，与脑实质之间相隔高密度线影；左侧额颞叶可见片状低密度灶；右侧侧脑室内可见导管影引出脑外，中线结构受压向右偏移（图16）。

【诊疗过程】综合给予药物、理疗、康复手法等多种治疗方法：

1. 药物治疗：先给予巴氯芬片 10mg 每日三次鼻饲，后因发生肌无力的不良反应，逐渐减少巴氯芬用量直至停药，同时给予盐酸替扎尼定片 2mg 每日两次鼻饲，并逐渐增加盐酸替扎尼定片用量至 4mg 每日三次鼻饲，可根据患者的肌张力，以及是否存在嗜睡、肌无力、药物耐受等不良反应，及时调整药物增减。

2. 物理治疗：蜡疗（双侧肱二头肌、双侧股四头肌、双侧跟腱）、超声（双侧肱二头肌、双侧跟腱 2.0w/cm²）、冲击波（左侧跟腱及左侧股四头肌 D20T、1.5～2.5bar、3000 点）

3. 康复手法治疗：关节松动训练（双肩关节、双肘关节、双腕关节及双掌指关节、双髋关节、双膝关节、双踝关节等）、推拿、牵伸疗法（双侧肱二头肌、双侧股四头肌）等。

4. 患者吞咽不能（鼻饲饮食中），考虑为咽部肌肉肌张力增高引起，给予吞咽手法训练，改善舌肌、咽肌的运动，提高吞咽能力，禁止咽部电刺激、冰刺激等治疗。

5. 患者张口困难，下颌间断不自主抖动，考虑为咀嚼肌肌张力增高引起，应用药物降低肌张力的同时，给予局部超声（双侧咀嚼肌肌群 2.0w/cm^2）、冲击波（双侧咀嚼肌肌群深部探头 1.0bar 始，每周 2~3 次）治疗。

6. 患者表情淡漠，反应迟钝，言语不清，存在认知及言语障碍，给予言语、认知训练，嘱家属多与患者沟通，改善语言、认知功能。

7. 及时调整药物及康复治疗方案。例如，双踝关节僵硬改善后，可给予电动起立床训练，利用患者自身重力作用，进一步牵伸跟腱，促进站立能力恢复。

经过 1 个多月的治疗后，患者下颌间断不自主抖动缓解，能够张口进食；经过 3 个月治疗后，患者双踝僵硬、双侧跟腱挛缩症状明显改善，肢体肌张力降低（Ashworth 分级：右上肢 1 级、左上肢 1$^+$级、右下肢 1$^+$级、左下肢 2 级），可在搀扶下短距离步行；治疗 5 个月后，患者四肢肌张力明显改善（Ashworth 分级：四肢均 1 级），能够独立室内步行，日常生活活动能力提高，ADL（Barthel 指数：90 分）。

病例分析

蛛网膜下腔出血（SAH）占脑卒中的 5%~10%，其病死率、致残率较高，影响其预后的主要因素有脑积水、再出血、血管痉挛、继发性缺血、癫痫等。

动脉瘤性蛛网膜下腔出血后脑积水，分为急性（SAH 后 3 天内）和慢性（SAH 后≥14 天）两类，急性脑积水的发生率为 20% ~ 30%，慢性脑积水发生率为 6% ~ 67%，其临床表现多种多样，可出现表情淡漠、反应迟钝、智力低下等表现。需在动脉瘤术后定期复查 CT，以明确是否存在脑积水，并判断脑积水程度。蛛网膜下腔出血后脑积水的治疗包括：内科治疗（甘露醇、皮质激素、利尿剂等）、脑脊液外引流、脑脊液内分流（如：脑室 - 腹腔分流术）等。

脑血管病患者常见肌张力增高（痉挛）的临床表现。而四肢肌张力的显著升高，会导致关节僵硬、肌腱挛缩等不良后果，应积极给予预防和治疗。常见的引起痉挛的病因包括：剧烈的、高强度的肌肉活动，寒冷刺激，脑积水进行性加重等。此病例具有脑积水的病理基础，并且入康复科治疗前，曾有不恰当的肢体锻炼和治疗史，由于多种原因导致肌张力升高，入院时患者已经出现双肘关节、双膝关节僵硬等并发症，严重影响患者的预后。

控制痉挛、降低肌张力的常用治疗方法包括：抗痉挛体位摆放、肌肉牵伸训练、持续关节被动活动、可调式支具、温热疗法、肌肉松弛剂、苯二氮卓类药物、肉毒毒素注射等。此患者在严格控制原发病进展的基础上（定期复查颅脑 CT，必要时请神经外科会诊，调节分流泵压力），综合应用多种降低肌张力的治疗方法。

病例点评

患者入康复科时周身肌张力显著增高，咀嚼肌肌张力增高导致张口困难、不能自主进食，四肢肌张力增高导致肢体僵硬、无法自

63

主活动，降低肌张力是此患者康复治疗的重点和难点。综合给予药物、理疗、康复手法等方法降低患者的肌张力。

在药物治疗上，此病例适合口服降肌张力药物，常用药物包括：巴氯芬、盐酸替扎尼定片等。此病例在应用巴氯芬后肌张力明显降低，改为对肌力影响较小的盐酸替扎尼定片继续治疗。因巴氯芬可造成肌无力、肝功能损害等不良反应，盐酸替扎尼定片可造成嗜睡、疲乏等不良反应，在用药期间应定期复查肝功，观察患者的意识状态、肌力情况，减少药物不良反应的发生。

在康复及物理治疗方面，应去除诱发痉挛的各种因素，禁止导致肌张力增高的所有治疗。

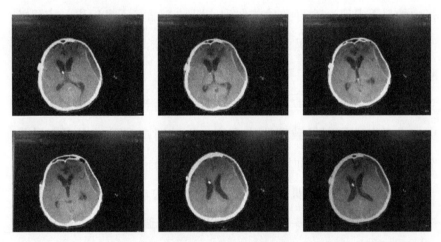

图 16　复查头 CT（术后 4 个月）显示颅骨金属网影，相应金属网下可见长条状低密度带，与脑实质之间相隔高密度线影；左侧额颞叶可见片状低密度灶；右侧侧脑室内可见导管影引出脑外，中线结构受压向右偏移

（王晓青）

病例 14
儿童脑外伤术后康复

病例介绍

　　患者女性，10岁。被高空坠物砸伤头部，伤后出现神志模糊、右侧肢体活动不灵，急查头CT示颅骨凹陷性骨折、脑挫裂伤、脑内血肿、头皮裂伤（图17）。伤后4小时，急诊行大脑开颅显微镜下颅内血肿清除、去骨瓣减压术，术后患者神志转清，问答合作，仍遗留右侧肢体活动不灵。术后11天，患者病情平稳，转入康复科继续治疗。

　　【查体】体温36.2℃，脉搏88次/分，呼吸19次/分，血压96/62mmHg，神清语明，查体合作，右上肢肌力0级，右下肢近端肌力4级、远端肌力3级，肌张力正常，Babinski征（L－，R＋），Brunnstrom分期：右上肢及右手0期、右下肢4期，Fugl-Meyer运动功能评定：右上肢 0 分、右下肢 15 分，ADL：40 分（Barthel 指数）。

【诊疗过程】（1）药物治疗：给予营养神经、预防癫痫等药物治疗。

（2）物理治疗：低频电（右侧指伸肌、右侧肱三头肌、右侧冈上肌及三角肌、右侧股二头肌、右侧腓骨长短肌），周围磁刺激（右侧指伸肌、右侧三角肌）促进瘫痪侧肌力恢复。

（3）康复治疗：运动疗法、关节松动训练、作业疗法、手功能训练、电动起立床训练、平衡训练等治疗促进肢体功能。

经过 3 个月的治疗，患者右侧肢体功能较前恢复，能够独立步行，右手手指可集团屈、伸，各手指单独伸指不能，可使用粗大的彩笔画画，不能写字，Fugl - Meyer 运动功能评定：右上肢 25 分、右下肢 27 分，ADL：70 分（Barthel 指数）。于神经外科行颅骨修补术。行颅骨修补术后，再次转入我科，继续运动疗法、关节松动训练、作业疗法、手功能训练等治疗，调整康复训练内容，运动疗法主要以练习快走、跑步等运动为主，作业疗法中增加书写、记日记等较高难度的训练项目，并给予经颅磁刺激（右额叶背外，3Hz 逐渐增加至 10Hz），进一步促进神经功能修复。

经过近 5 个月的治疗，患者能够独立步行、慢跑，可书写、记日记，Fugl - Meyer 运动功能评定：右上肢 56 分、右下肢 31 分，ADL：90 分（Barthel 指数）。

病例分析

创伤性颅内血肿、脑水肿是颅脑损伤的严重合并症，当人体脑部受到直接暴力侵袭时，头部运动突然被迫停止，致使脑挫裂伤或皮质血管发生破裂等，进而引发颅内血肿。颅内血肿的临床表现一般为恶心、呕吐、头晕、头痛、意识丧失等，根据血肿的部位、大小、发展速度及脑水肿情况而临床表现不同。如血肿位于神经功能区，可出现偏瘫、失语及局灶性癫痫等症状。颅内血肿量越大，预后越差，颅脑 CT 显示脑室受压和中线结构移位（移位大于 1cm）时，应积极行开颅血肿清除术。

此患者年幼（10 岁女患者），既往身体健康，无遗传、代谢类疾病，被高空坠物砸伤头部，外伤后 4 小时立即行颅内血肿清除、去骨瓣减压手术。因及时解除了颅内血肿对神经的压迫、减轻了神经损伤，为患者神经损伤的修复、肢体功能的恢复奠定了良好的基础。

患者于手术后 11 天，转入康复科系统治疗，转入我科时，患者右上肢完全性瘫痪（肌力 0 级），仅能轮椅坐位，无法站立及行走，给予针灸、低频电、周围磁刺激、运动疗法、作业疗法等治疗，促进肢体肌力恢复，并嘱家属给予患者右上肢外侧痛觉、触觉、冷热等刺激，诱发主动运动。患者虽然瘫痪较重，但年龄小、既往体质好、无基础疾病、及时行外科手术治疗，在较短时间内即出现右上肢主动运动，并恢复站立、行走功能。

当患者右上肢恢复主动运动后，及时调整康复训练项目，鼓励患者主动使用患侧肢体，练习右手握杯子、使用勺子进食、梳头发等，提高日常生活活动能力。患者恢复站立能力后，增加平衡训练等，促进下肢功能恢复。

外伤后 3 个月，患者完成颅骨修补手术，给予经颅磁刺激进一步促进神经功能恢复，患者年幼，有升学、工作等需求，在作业疗法中增加书写、记日记等较高难度的训练项目，积极为患者返校读书做准备。

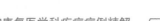
病例点评

1. 该患者为 10 岁女性，因高空坠物砸伤头部，并出现神志模糊、右侧肢体活动不灵等症状，颅脑 CT 示颅骨凹陷性骨折、脑挫裂伤、脑内血肿，应立即手术治疗，降低颅内压，减轻脑水肿。

2. 患者年龄偏小，存在读书、求学、工作等需求，应制定高标准的康复治疗目标，更完善的康复治疗计划，充分恢复患者的肢体功能。

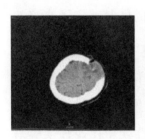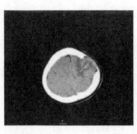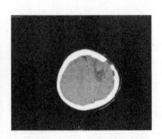

图 17　颅脑 CT（术后第 5 天复查）示左侧顶骨局部缺损，左侧额顶叶
脑组织肿胀、疝出，其内可见片状高密度影，周围呈
低密度影，邻近脑沟内亦见高密度影

（王晓青）

病例 15
一氧化碳中毒迟发性脑病康复

病例介绍

患者男性，38岁。煤气中毒后四肢活动不灵伴吞咽困难、尿便失禁来我院急诊。患者煤气接触时间为6小时，被家人发现时意识不清，口吐白沫，经高压氧、药物促醒、抗感染、辅助通气等治疗，发病5天后神志逐渐转清，6天后成功脱离机械通气。13天后转入康复科。

【查体】体温36.5℃，脉搏80次/分，呼吸18次/分，血压125/90mmHg，患者嗜睡，混合性失语，左侧肢体肌力3级，右侧肢体肌力4级，肌张力（Ashworth分级）：左侧肢体2级，右侧肢体1^+级，Brunnstrom分期：左上肢3期，左手4期，左下肢3期；右上肢4期，右手4期，右下肢4期。ADL评分5分。MMSE评分

笔记

10分。

【诊疗过程】患者入康复科后早期行床头肢体被动活动、关节手法松动、言语训练、电子生物反馈等物理治疗及高压氧治疗，虽然吞咽及二便控制能力有所提高，但肢体运动情况改善不明显。

患者在煤气中毒后第21天，夜间突然出现头痛、呕吐，肢体活动不灵加重，查体：体温36.5℃，脉搏82次/分，呼吸20次/分，血压123/80mmHg，患者昏睡，混合性失语，左上肢肌力1级，左下肢肌力2级，右侧肢体肌力4级，肌张力（Ashworth分级）：左侧肢体2级，右侧肢体1$^+$级，Brunnstrom分期：左上肢2期，左手3期，左下肢3期；右上肢4期，右手4期，右下肢4期。头MR＋DWI（图18）提示右侧大脑多处新发病灶，脑水肿，大脑中线左移位。予床头吸氧、药物降颅压、改善脑循环、清除自由基，继续床头肢体被动活动，暂停病房外高压氧治疗，言语训练及电子生物反馈治疗。

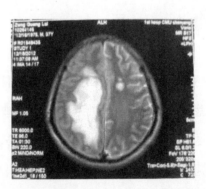

图18 头MR（迟发性脑病发作当天）提示大片脑白质变性，脑水肿，大脑中线左移位

发病1个月后患者病情转稳，意识状态改善，肢体运动功能有所恢复。此时，患者肢体肌力恢复快，协调性较差。调整运动疗法至每日二次，加用颈肩躯干关节松动训练、平衡功能训练、体感游戏训练、双手功能训练加强患者协调性。患者认知障碍表现为言语

反应延迟，情绪控制不良。具体表现为对话中提到有趣的事情时，患者 2~3 分钟后开始发笑，之后长时间大笑不停。给予认知知觉障碍训练、经颅磁刺激，并重新开始高压氧治疗。

经过 3 个月系统康复治疗，患者言语、认知功能达日常生活水平，四肢肌力、肌张力恢复正常，ADL（日常生活能力）评分 90 分，MMSE 评分 22 分，复查头 MR（图 19）提示脑白质病灶基本吸收，脑水肿消退，大脑中线归位。，遗留肢体共济水平稍差出院。

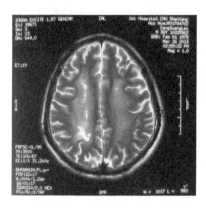

图 19　头 MR（迟发性脑病发作后 3 个月）提示脑白质
病灶基本吸收，脑水肿消退，大脑中线归位

病例分析

一氧化碳是一种常见的毒性气体，主要来自于含碳原料的不充分燃烧，具有无色、无味、无刺激的特点。人体暴露于 CO（一氧化碳）致病的途径包括：火灾中吸入浓烟，机动车排放尾气，不良通风条件下燃烧木炭、煤油或煤气，少数情况下，吸烟和家庭装修应用二氯甲烷也可以导致 CO 中毒。

一氧化碳毒性作用主要引起细胞的缺氧和缺血，临床上 CO 造成的损伤主要表现在大脑和心脏这类需氧较高的器官功能受累。中毒急性期通常出现头痛、头晕、恶心等症状，冠心病患者可能出现心绞痛或心肌梗死，重者还可能出现认知损害、晕厥、昏迷、抽搐、心动过速、休克甚至死亡。严重 CO 中毒患者在急性期之后经过假愈期（通常为 2 ~ 60 天），出现认知功能障碍、痴呆、遗忘综合征、尿失禁、偏瘫、失语及失明等症状，即为迟发性脑病。目前研究显示，CO 中毒迟发性脑病的发病机制尚不明确，可能与缺血、缺氧引起一系列机体内炎症、免疫反应，介导神经、肌肉细胞凋亡相关。迟发性脑病发生的危险因素包括年龄、昏迷时间、贫血、基础疾病、精神刺激等。

目前临床针对 CO 中毒迟发性脑病的治疗方法主要为高压氧治疗结合改善循环、去除自由基药物治疗。高压氧治疗区别于普通吸氧的优势主要有两点：①高压氧可以明显缩短 HbCO（碳氧血红蛋白）半衰期；②高压氧可以使血浆内 PaO_2（动脉血氧分压）升高。目前多数学者认为高压氧通过促进 HbCO 解离提高线粒体膜电位，促进体内能量产生，从而抑制细胞凋亡。同时血氧含量的增高，可提高海马等部位的大脑神经营养因子水平，控制损伤扩大，减轻认知功能障碍。但也有学者提出高压氧可能引起缺氧后再灌注时释放大量自由基从而加重脑组织损伤，应该谨慎制订高压氧治疗方案。

在 CO 中毒的早期及时应用高渗脱水剂、利尿剂及相关降颅压药物等，可有效降低颅内压，改善细胞肿胀及坏死状态，减轻脑水肿，对脑病的预防及治疗有一定的作用。对于 CO 中毒患者，及时应用自由基清除剂，可以有效减少因为缺血缺氧、氧化应激等原因导致细胞产生的大量自由基，对脑内神经血管有一定的保护作用。应用改善脑循环和神经营养药物可以减少损伤的血管壁形成血栓的危害，促进脑组织代谢，促使轴突生长，促进营养物质吸收加快神经传导，对于防治迟发性脑病也起到一定作用。

病例点评

1. 该患者在 CO 中毒后第 21 天出现颅高压症状及偏瘫加重，及时复查头 MR + DWI 可了解原发病灶状态，明确是否出现迟发性脑病。该患者得到了及时、恰当的处置，为控制病情进一步恶化，取得良好疗效创造条件。

2. 高压氧是 CO 中毒的重要治疗手段，恰当、充分的高压氧治疗是确保患者神经功能恢复的必要条件。在本病例中，迟发性脑病发作期由于患者颅高压症状明显，病情不平稳暂停了高压氧治疗，但病情允许后立即继续高压氧治疗是患者取得良好疗效的重要原因。

3. 在中毒早期患者昏迷提示可能存在认知功能严重受累，入院时 MMSE 评分有所体现，之后认知功能障碍进一步加重是迟发性脑病的特征性临床表现。通过药物、高压氧、认知功能训练及经颅磁刺激等措施，患者认知功能得以缓慢恢复，回归日常生活。

（朱佳琪）

病例 16
颅脑外伤术后康复

病例介绍

患者男性，26岁。头部外伤后出现一过性意识丧失，醒来未就医诊治，4小时后出现头晕、呕吐，次日早晨被发现昏迷。患者急送当地医院行头CT示硬膜外血肿，行开颅血肿清除去骨瓣减压术。术后患者仍昏迷，伴高热，咳嗽、咳痰，行气管切开、呼吸机辅助通气。经抗感染、降颅压、营养支持等药物治疗23天后病情平稳转入康复科。

【查体】T 36.7℃，P 86次/分，R 20次/分，BP 113/76mmHg。神志清楚，情绪烦躁、易激惹，留置经鼻十二指肠鼻饲管，气管切开处留置金属套管中，左侧瞳孔直径约5mm，直接、间接对光反射消失。右侧瞳孔直径约3mm，直接、间接对光反射灵敏。右上肢肌力0级，右下肢肌力3级，肌张力（Ashworth分级）：右上肢3级、右下肢2级，运动功能Brunnstrom分期：右上肢1期、右下肢3期，右肩关节被动前屈90°受限，留置导尿中。ADL评分：10分，MMSE：16分。

【辅助检查】头CT示颅骨修补术后左额叶、颞叶大面积脑损伤，侧脑室增宽（图20）。肺CT显示双肺出现磨玻璃样改变，可见多发斑点状小片影，以及条索影。痰培养见铜绿假单胞菌（广泛耐药）及肺炎克雷伯杆菌（三代头孢类及碳青霉烯类抗生素敏感，其余种类抗生素耐药）。

【诊疗过程】入康复科之后，继续给予患者抗感染、营养神经、抗癫痫等对症治疗。行双肺部超短波（无热量，7分钟，每日一次）消炎；咽部低频电刺激（舌骨上下，可耐受最大量，20分钟，每日一次）改善吞咽；床旁肢体辅助运动及关节松动训练改善肢体活动；指导家属增加患者优质蛋白摄入。治疗第12天停用抗生素；第13天拔除气管插管，患者言语基本正常；第15天拔除鼻饲管，患者体力改善，活动能力提高，但暴躁、易怒等情绪心理改变更加明显。给予圣约翰草提取物片600mg每日3次口服调节情绪，配合经颅磁刺激改善情绪（右前额叶背外侧，1Hz，20%输出，100%阈值，1000点，每日一次）。随着患者运动耐量增加，增加了康复机器人、平衡训练、作业疗法、手功能训练促进肢体运动功能恢复；认知知觉功能训练，言语训练改善语言认知。经过两个半月系统康复治疗，患者右侧肢体运动功能6期（Brunnstrom分期），ADL：100分，MMSE：26分，出院后回归正常生活并恢复工作。出院前向家属反复告知癫痫发生的风险及应对措施。

患者于伤后四个半月返回神经外科行颅骨修补手术，伤后六个月自行停用抗癫痫药物。患者停用抗癫痫药物后两个月出现癫痫发作，且每个月发作频次逐渐增多，并出现易怒，多疑，记忆力减退，右手精细运动功能退步，再次入康复科治疗。复查头 CT 示左侧额、颞叶脑实质内可见大片状低密度区，左侧侧脑室略增宽。给予丙戊酸钠抗癫痫（500mg 每日 2 次），手功能训练、作业疗法改善精细活动，认知功能训练改善记忆力。住院期间患者未再出现癫痫发作，经过一个月康复治疗患者认知功能改善，右上肢运动功能提高，出院后回归家庭和社会。随访三个月无癫痫发作。

病例分析

急性硬脑膜外血肿在所有硬膜外血肿中约占 85%，多发生在头部直接损伤部位，是因颅骨骨折（约 90%）或颅骨局部变形血管破裂，血液聚积于硬膜外间隙所致。典型的颞部硬脑膜外血肿具有下列特征：①有轻型急性颅脑损伤病史。②受伤时曾有短暂意识障碍，意识好转后，出现急性颅内压增高症状，如头痛进行性加重、烦躁不安、频繁呕吐等。此时患者健侧出现锥体束征，又逐渐转入昏迷。两次昏迷之间的时间称为"中间清醒期"或"意识好转期"，短者为 2 ~ 3 小时或更短，大多为 6 ~ 12 小时或稍长，24 小时或更长者则少见。中间清醒期短，表明血肿形成迅速，反之则缓慢。原发性脑损伤很轻者，伤后可无明显意识障碍，到血肿形成后才陷入昏迷。③随血肿增大及颅内压增高，逐渐出现脑疝症状。一般表现为意识障碍加重，血肿侧瞳孔先缩小后散大，光反应也随之减弱而消失，血肿对侧明显的锥体束征及偏瘫。继之对侧瞳孔也散大，生命功能随之衰竭，终因呼吸停止而死亡。

颅脑损伤可导致患者长期处于昏迷状态，部分患者需行气管插管及呼吸机辅助通气治疗。呼吸机辅助通气超过 48 小时的患者之中，罹患呼吸机相关肺炎者达 40%～70%，这使得呼吸机辅助通气成为院内感染的重要来源之一。近期研究显示，重症颅脑外伤患者术后发生医院感染情况中，呼吸系统感染占一半以上。前三位的病原菌为大肠埃希菌、肺炎克雷伯菌及铜绿假单胞菌。目前呼吸机相关肺炎的主要治疗方法有：使用抗生素，纤维支气管镜吸痰，应用化痰药物和以撤机、拔管为目标的肺康复训练。值得注意的是，这种肺炎的病原菌多为条件致病菌，治疗中提高患者抵抗力尤为重要。

在临床诊断上，颅脑外伤后住院期间，以及出院后随访期间出现 2 次及以上癫痫发作，并且排除病前有癫痫病史或其他器质性疾病所致者，即认为是脑外伤后癫痫。其中，发生于伤后 1 周以上的为晚期癫痫，可能与脑组织结构发生永久性变化相关。重型颅脑损伤（脑挫裂伤，脑内或颅内血肿，或者昏迷、失忆 24 小时）患者第 1 年发病率为 7.1%，5 年发病率为 11.5%。颞叶是外伤后晚期癫痫最常见的病灶部位，大约有 2/3 的颞叶癫痫发作都有相关的临床表现，且随着癫痫的发展，患者可出现意识、行为改变。额叶是外伤后癫痫第二常见的病灶部位，额叶癫痫发作的典型表现为多种运动功能受累。如患者癫痫发作频繁，需药物控制。

病例点评

1. 病程早期，该患者表现出硬膜外血肿典型症状，但由于本人及亲友医疗常识欠缺，错过了早期诊治的时机。送诊神经外科时，患者硬膜外血肿已经对脑实质形成压迫，脑中线偏移，出现脑疝，造成不可逆的神经损伤。如果患者受伤之初，及时行头 CT 筛查，有机会早期发现并处理病灶，从而减轻脑实质损伤，改变整体

笔记

预后。

2. 呼吸机相关性肺炎是该患者康复初始阶段首要解决的问题。在度过肺炎急性期进入康复阶段之后，应注意改善患者的营养及免疫状态，定时翻身、叩背、促进排痰，增加床上运动，促进肺部炎症的吸收，尽早停用抗生素、拔除气管插管，降低感染复发的风险。

3. 该患者颅脑创伤病灶主要累及单侧额颞叶，出现癫痫可能很大。因此，对该患者及家属进行癫痫相关知识及发作时应急处置的宣教十分重要。在出现癫痫之后，及时合理应用抗癫痫药物控制癫痫的反复发作及泛化，可以减少癫痫对患者脑部造成的继发损害。

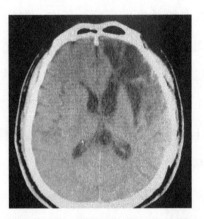

图20　头CT（颅骨修补术后）：左额叶、
颞叶大面积脑损伤，侧脑室增宽

（朱佳琪）

病例 17
重度颅脑损伤康复

病例介绍

　　患者女性，25岁。车祸后昏迷，于外院治疗2天无缓解后来我院。查体：深昏迷，疼痛刺激时四肢异常伸展，双侧瞳孔不等大，左侧瞳孔直径2.5mm，直接对光反射灵敏，右侧瞳孔直径5mm，直接对光反射消失，四肢无自主运动，肌张力低，GCS（格拉斯哥昏迷）评分4分，Babinski征（L－，R－）。头部CT示重型颅脑损伤，脑挫裂伤，原发性脑干伤，外伤性脑梗死，蛛网膜下腔出血，右侧眶内壁骨折（图21）。给予呼吸机辅助通气、抗炎、营养神经等治疗。发病第4天，患者疼痛刺激可睁眼，不发声，双上肢伸展，GCS评分6分。发病第6天暂停辅助通气，发病第9天出现发热，痰量较多，给予患者气管切开及抗炎治疗。病情平稳后于发病第 49 天转入康复科。

【查体】 昏迷，生命体征尚平稳，体温 37.2℃，脉搏 110 次/分，血压 131/93mmHg，呼吸 20 次/分。双侧瞳孔不等大，左侧瞳孔直径 2.5mm，右侧瞳孔 5.0mm，左侧瞳孔对光反射灵敏，右侧瞳孔对光反射迟钝。疼痛刺激可睁眼，可示意疼痛部位，GCS 评分 8 分，听诊双肺底可闻及散在湿啰音，右侧肢体无自主活动，左侧肢体可自主活动。Babinsiki 征（L－，R＋）。

【诊疗过程】 继续给予单唾液酸四己糖神经节苷脂钠注射液营养神经，胸腺法新提高免疫力，多索茶碱片扩气道，盐酸氨溴索注射液雾化吸入化痰，酒石酸美托洛尔片降心率。物理治疗：①给予经颅磁刺激治疗（脑干部：10～20Hz，1200～2000 点，20%～30% 输出，80%～100% 阈值。右颞部：1Hz，1200 点，20% 输出，80%～100% 阈值），针灸促醒，高压氧治疗，肢体冷热疼痛等感觉刺激、音乐疗法等综合治疗促进患者苏醒。②给予患者后背部肩胛内侧及第 7 椎体周围冲击波治疗（D20 探头，2.0bar，每周一次，5000 点）、后背部紫外线及双足底涌泉穴紫外线，增强免疫力，促进肺部炎症吸收。③针对患者长期卧床所致的肘、踝关节粘连：给予患者踝部及跟腱超声波治疗（剂量 1.5～2.0w/cm²，15 分钟），关节间隙冲击波（经典探头，1.0～20bar，3000 点，10Hz），同时给予局部蜡疗，关节松动训练改善关节活动度；④给予局部蜡疗、超声波治疗（2.0w/cm²，20 分钟每部位）等降低肌张力。发病第 4 个月，患者神志转清，疼痛刺激可躲避，偶尔可配合完成握手等指令动作，GCS 评分：10 分。发病第 6 个月，可完成指令动作，可用点头、摇头回答问题，GCS 评分：12 分。复查头磁共振成像提示胼胝体及左侧枕叶软化灶形成，左侧大脑脚华勒氏变性，轻度脑萎缩改变。发病第 14 个月，患者神志清楚，运动性失语，定时定向、记忆力、计算力不准确，右侧肢体肌力 3 级，左侧肢体肌力 5 级，可佩戴右下肢长支具及助行器辅助下室内步行30余米。

病例分析

　　脑外伤多因病患头部受到直接或是间接的暴力损害造成机体脑部组织损伤所致，发生后患者的伤情严重且进展迅速，必须在伤情明确后把握时机，及早实施有效治疗。患者在受伤后脑组织受损严重致使耗氧量倍增，局部脑血供同样受到影响而出现水肿，导致颅内压在短时间内处于剧增状态，此种状态下很容易诱发机体障碍或是其他严重并发症。昏迷是重度颅脑损伤患者的共同征象，意识的维持是通过脑桥中部以上的脑干上行性网状结构激动系统及其投射至双侧丘脑的纤维，以及双侧大脑半球的正常功能来实现的，以此维持觉醒状态。

　　促醒一直是重度颅脑损伤临床治疗的重点。坚持长疗程的应用营养神经药物治疗，为脑细胞的恢复提供了充分的物质保障。针灸治疗促醒机制可能与针刺可改善损伤病灶区脑血流灌注和脑细胞功能，激活脑细胞活性有关。高压氧治疗可增加人体血氧含量，提高氧分压；可收缩脑血管，消除脑水肿，改善缺血半影区功能，促进昏迷的觉醒；可促进新生血管生成和侧支循环的形成，保护损伤灶周围缺血半影区神经细胞，促进脑细胞的修复等，在颅脑损伤促醒中作用显著。高压氧下红细胞膜上未饱和类脂质过度氧化，使红细胞脆性增加，促进溶血发生，有利于血栓的溶解吸收，促进脑出血及脑血栓的溶解吸收。椎动脉系统血管扩张，血流量明显增加，加之高氧分压环境，大大提高了上行性网状结构激活系统的兴奋性，有利于脑干功能恢复，促进昏迷患者苏醒和神经功能的恢复。给予患者肢体感觉刺激、针灸治疗、运动疗法、低频电刺激等常规的物

理疗法，可对正常功能模式的形成加以促进，改善中枢障碍，向大脑反馈促通信息，实现功能重建，最大限度地恢复运动功能。经颅磁刺激治疗作用原理在于通过时变磁场诱发出感应电场，引起邻近神经组织产生继发电流，通过感应电流来激活皮层，从而改变大脑内的生理过程，同时通过改变大脑局部皮层兴奋性，改变皮质代谢和脑血流，影响脑内神经递质及其传递，增加损伤细胞的可复性，改善脑损伤后意识障碍患者的脑电活动，对意识障碍患者有促苏醒作用。

病例点评

1. 脑伤后昏迷的患者，评价其脑功能情况非常重要，行影像学等检查，初步判断患者是否有清醒的可能，该患者双额叶完整，脑干损伤不是很严重，说明患者有清醒的希望，应积极治疗。

2. 在治疗过程中，注意复查头 CT，如出现脑积水应积极处理，以免影响促醒。

3. 脑外伤昏迷患者病情一般较重，治疗效果差，病死率高，综合药物、中医、康复、高压氧等治疗给患者及家属带来希望。

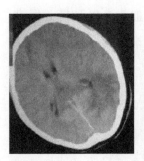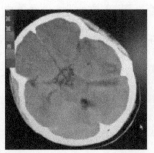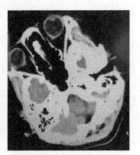

图 21　头部 CT：重型颅脑损伤，脑挫裂伤，原发性脑干伤，
外伤性脑梗死，蛛网膜下出血

（赵迎娱）

病例 18
截瘫及下肢周围神经
完全损伤康复

病例介绍

患者男性，64岁。腹主动脉瘤术后双下肢活动不灵，伴尿、便障碍一个半月来诊。患者既往有糖尿病、高血压及冠心病病史。赴泰国旅游过程中患者发生沙门氏菌感染，导致腹主动脉瘤并发败血症，急诊全麻下行腹主动脉瘤切除、Y型人工血管移植手术。手术时间长达10小时，术后仍存在败血症，并出现双下肢运动、感觉障碍，进入重症医学科治疗。在重症科治疗过程中患者出现一过性肾功能衰竭，血清肌酐最高达649μmol/L，一过性心功能不全，BNP最高达871pg/ml，并先后出现两次心绞痛发作。经过对症治疗，患者败血症治愈，一过性肾衰、心力衰竭纠正，病情平稳后转入康复科治疗。

【**查体**】体温37.4℃，脉搏104次/分，血压138/99mmHg，神

清语明，双足趾背屈及跖屈肌力2˜级，双下肢其余肌力0级，肌张力正常，T10水平以下针刺觉减退，深感觉消失，肛门周围皮肤感觉减退，肛门括约肌收缩力弱，ASIA（美国脊柱损伤协会）分级：C级，ADL评分：10分。

【辅助检查】血常规提示血红蛋白73g/L，肝功提示白蛋白27g/L。双下肢肌电图提示双侧腓深神经完全损害，腓浅神经部分损害，双侧胫神经远端完全损害。

【诊疗过程】康复初期，患者低蛋白血症，反复发生上呼吸道感染及泌尿系感染。给予患者饮食指导，在正常营养饮食基础上强调优质蛋白摄入，同时每日三餐补充进食蛋白粉，根据药敏结果应用敏感抗生素、抗病毒药物及营养神经药物治疗。同时给予超短波（膀胱区，无热量，7分钟，每日一次）、超声（膀胱区，2.0w/cm²，15分钟，每日一次）；病灶部位激光（T10为中心，脉冲模式，500mw，10分钟，每日一次），冲击波（T10为中心脊柱及两旁，D20T探头，2.0bar，3000点，每周2次）；电子生物反馈（经直肠，可耐受量，20分钟，每日一次）、激光磁刺激（脐周，A1～A3处方，60%～100%强度，20分钟，每日一次）；双侧跟腱蜡疗，超声（2.0w/cm²，各15分钟，每日一次），双下肢辅助运动、关节松动训练、低频电刺激（双侧股四头肌、腓肠肌，可耐受最大量，15分钟，每日一次）等。

通过系统康复治疗，患者于进入康复科后第21天恢复完全自主排尿、排便；第23天可以坐轮椅活动；第24天复查血红蛋白102g/L，白蛋白35g/L；第27天停用抗生素治疗，上呼吸道及泌尿系症状缓解，未再出现体温升高。

根据患者情况，调整物理治疗方案，为促进脊神经功能恢复，强化病灶区治疗：冲击波（T10为中心脊柱及两旁，D20T，

3.0bar，3000 点，每周 2 次）、激光（T10 为中心，连续模式，500mw，6 分钟，每日一次）、超短波（T10 为中心，无热，7 分钟，每日一次）、超声（T10 为中心脊柱及两旁，1.5～2.0w/cm²，15 分钟，每日一次）、直流电（T10 为中心脊柱及右膝，10～20mA，20 分钟，每日一次）、磁刺激（T10 为中心，20Hz，30%～50% 输出，100% 阈值，1000 点，每日一次）。随着患者双下肢运动功能恢复，继续强化肢体运动训练：增加踏车运动、低频电刺激（双侧股四头肌、股二头肌、胫前肌、腓肠肌，可耐受最大量，20 分钟，每日一次）、电动起立床、周围神经肌肉磁刺激（双侧腹股沟中点、双侧股四头肌、双侧腓骨小头下，30Hz，50%～70% 输出，70%～100% 阈值，1000 点，每日一次）促进下肢运动功能进一步恢复。

经过共 7 个月的系统康复治疗，患者双下肢感觉基本恢复正常，下肢肌力达 3⁺级，ASIA 分级：D 级，复查双下肢肌电图提示双侧胫神经近段及腓浅神经神经运动电位波幅增高，传导速度增快。患者可应用助行器辅助完成室内行走，ADL 评分：65 分，回归家庭生活。

患者治疗前后肌电图对比提示双侧胫神经近段及腓浅神经神经运动电位波幅增高，传导速度增快（表1）。

表1　患者治疗前后肌电图对比

检查日期		入院时		康复治疗2个月	
检查神经	节段	波幅 mV	速度 m/s	波幅 mV	速度 m/s
左胫神经	腘窝→腓肠肌	2.202	24.26	2.941	33.00
右胫神经	腘窝→腓肠肌	1.370	24.26	1.966	32.67
左腓浅神经	腓骨小头→腓骨长肌	0.036	25.83	0.113	39.17
右腓浅神经	腓骨小头→腓骨长肌	0.150	33.33	0.364	40.53

病例分析

　　沙门氏菌为革兰氏阴性杆菌，是需氧或兼性厌氧菌，全球范围内东南亚地区致病率最高，主要通过被污染的水、食物，日常生活接触和苍蝇传播。根据致病菌的种类及临床类型，感染后潜伏期可短至 4 ~ 12 小时，长至 3 ~ 60 天。沙门氏菌引起的败血症多见于儿童或免疫功能低下的成人。细菌侵入机体，虽然会被吞噬细胞吞噬，但不易被杀灭，可以在细胞内生长繁殖。待细胞免疫建立后，巨噬细胞杀菌能力增强时被吞噬的细菌才能被消灭。

　　该患者由于沙门氏菌侵袭腹主动脉壁，形成血管溃疡引起腹主动脉瘤，且腹主动脉全程受累。在手术过程中为了减少术中出血，阻断主动脉供血同时，还需要阻断根髓动脉、肋间动脉，从而导致了脊髓缺血再灌注损伤，这种损伤与脊髓缺血的时间和程度相关。目前研究表明，主动脉阻断时间少于 15 分钟，截瘫发生率为 0，但当阻断时间大于 60 分钟，截瘫发生率会增加到 25% ~ 100% 。尽管已有许多在动脉瘤手术中保护脊髓的方法，但要完全避免术后截瘫的发生仍是不可能的。

　　当脊髓缺血，前根受累时，患者可以出现周围神经损伤症状，肌电图检查结果异常。肌电图诊断的完全性神经损伤患者是否还有康复机会与诸多因素相关。临床医生应该注意到，针电极记录范围较小、每块肌肉记录的点数较少，存在假阳性结果可能。

　　影响神经修复和再生的因素中，周围再生微环境和局部瘢痕粘连尤为重要。作为传导中枢和躯体各组织间信号的生理结构，周围神经损伤不论用药物治疗还是手术治疗，进行正确的康复治疗都是加速神经再生，促进功能恢复的有效方法。目前术后 2 周以上的周围神经损伤的治疗原则为应用营养神经药物同时采用物理治疗，包括：冲击波、超声、电刺激、红外线、针灸、运动疗法等。

病例点评

1. 该患者基础疾病多，原发细菌感染严重，治疗早期并发多器官功能衰竭，白蛋白及免疫消耗大。因此，对于该患者根据药敏结果选择敏感抗生素治疗的基础上，强调蛋白补充，有利于患者自身免疫的恢复，改善整体状态。

2. 患者来诊时足趾残留2⁻级肌力，尽管肌电图提示完全性神经损伤，依然存在运动功能进一步恢复的潜力，具有积极治疗的价值。对该患者脊髓病灶区及双下肢合理应用多种物理治疗，使其最终获得了恢复助行器辅助下室内步行的良好疗效。

（朱佳琪）

病例 19
无骨折脱位型脊髓损伤的康复

📋 病例介绍

患者男性，52 岁。高处坠落致颈部疼痛、活动受限及四肢活动不灵。入当地医院，行颈椎 MR 检查示"C2 ~ C7 间盘突出，C3 ~ C4 相应水平脊髓损伤"，行保守治疗；后入我院骨科，诊断为"无骨折脱位型脊髓损伤"，对症给予其消肿、止痛、抗炎、营养神经等药物治疗 17 天，双下肢肌力基本恢复，因双上肢运动功能恢复缓慢、周身感觉异常转入康复科。

【查体】颈椎棘突及脊旁肌群压痛（－），颈椎活动度明显受限。左上肢肌力近端 2 级、远端 3 级，右上肢肌力近端 3 级、远端 4 级，双下肢肌力 5 级；四肢肌张力正常；四肢深浅感觉减退，右侧重；Babinski 征（L ±；R ＋）；肛周感觉正常，肛门括约肌自主收缩正常。ASIA：D 级。ADL 评分：20 分。

【辅助检查】复查颈椎 MR 示颈椎退行性变；C2～C7 间盘突出，C3～C4 为著，相应水平脊髓损伤（图 22）。给予患者营养神经、抗血小板聚集等对症药物治疗；给予患者 C3～C4 为中心每日一次超短波（无热，7 分钟）、直流电（维生素 B1 导入，10～20mA，20 分钟）、超声（1.0～2.0w/cm²，15 分钟）、脉冲激光治疗（500mw，10 分钟）、冲击波（经典探头，2.0～3.0bar，3000点，每周一次）等物理治疗修复脊髓损伤；给予患者双上肢及双手每日一次运动疗法、关节松动训练、低频电治疗（10～30mA，20分钟）、作业疗法（感觉刺激）促进患者运动及感觉功能恢复。

治疗 2 周后，患者体力较前增强，运动疗法及关节松动训练增至每日二次；给予患者 C3～C4 脊髓损伤局部磁疗（10Hz，30%～50% 输出，80%～100% 阈值，1000 点）促进运动及感觉功能恢复；周身感觉异常日益明显，给予患者全天麻胶囊口服改善麻、胀不适。

治疗 3 周后，患者双上肢、双手肌力较前明显提高，查体：左上肢肌力近端 3 级、远端 4 级，右上肢肌力近端 4 级、远端 5 级。患者虽双手肌力提高，但因感觉异常而无法握持物品，自觉胸腹部束带感明显，因此情绪焦虑，睡眠不佳，给予患者药物治疗进一步改善感觉异常、解焦虑情绪、改善睡眠。

治疗 4 周后，查体：双上肢、双手肌力 4～5 级。感觉异常、情绪焦虑及睡眠不佳仍未见好转。ADL 评分：75 分。请骨科会诊，行手术治疗，解除脊髓压迫。

治疗 2 个多月后（伤后 3 个月），患者于骨科全麻下行"前路 C3、C4 椎间盘切除，cage 植入植骨融合内固定术"，术后感觉异常较前部分缓解，焦虑情绪明显缓解，睡眠改善，日常生活基本可自理，ADL 评分：95 分。

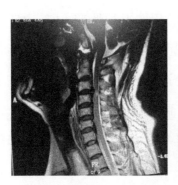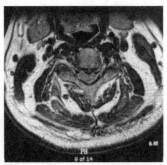

图 22　颈椎 MR 示颈椎退行性变；C2－C7 间盘突出，
C3－C4 为著，相应水平脊髓损伤

病例分析

无骨折脱位型脊髓损伤，是指通过 X 线等影像学检查手段未发现骨折、脱位而临床上却有神经系统受损表现的一类脊髓损伤。临床上多见于颈髓损伤，多发于 50 岁以上人群，摔倒、跌伤等轻微损伤后即可发生，以后伸损伤多见，亦可发生于交通事故或高处坠落等。该例患者 52 岁，为高处坠落致无骨折脱位型颈髓损伤。

该病损伤机制主要有 2 种：①脊髓的一过性损伤：主要由受伤时椎间盘瞬间移位造成，原先存在的间盘退变因素也参与了损伤。②脊髓的持续性压迫：主要由外伤性椎间盘突出造成。

该病临床表现一般与损伤机制有密切关系，并且与暴力大小和性质也有关。该例患者为中央型颈段脊髓损伤，是最常见的不完全性脊髓损伤，损伤后表现为上肢运动功能损伤重于下肢，直肠膀胱功能受累及损伤平面以下感觉功能的障碍。随着脊髓水肿减轻，下肢运动功能、直肠膀胱功能、上肢运动功能也依次得到改善和恢复。该例患者病程中直肠膀胱功能一直未受损。

大量研究证明，对于脊髓明显受压的患者，伤后及时手术治疗效果优于非手术治疗，一旦确诊应早期手术治疗，解决脊髓压迫，恢复脊椎稳定。

手术指征：

（1）脊髓型：确诊且无手术禁忌证者，应手术治疗；对于椎管较宽而症状较轻者，可采取适当非手术治疗，定期随诊，无效或加重则手术治疗。

（2）其他各型：经长期非手术治疗无效、严重影响生活和工作者，可考虑手术治疗。

手术治疗包括：前路手术和后路手术。

非手术治疗包括：颅骨牵引，颌枕带牵引等；脱水剂消肿、激素冲击治疗等；高压氧治疗，康复及物理治疗。

该例患者前期行非手术治疗，运动功能基本恢复，因感觉异常严重影响生活，后期行手术治疗，感觉异常部分缓解。

病例点评

患者伤后行保守治疗 17 天，双下肢肌力有所恢复，双上肢运动功能恢复缓慢、周身感觉异常。行系统康复治疗 2 个多月后，四肢肌力及运动功能基本恢复，感觉异常依然存在，无好转趋势，严重影响日常生活。患者于骨科全麻下行前路 C3、C4 椎间盘切除，cage 植入植骨融合内固定术，术后患者感觉异常较前部分缓解，日常生活基本可自理。及时手术治疗是关键。

（牟 宏）

病例 20
脊髓型颈椎病康复

病例介绍

患者女性，52岁。因"颈痛伴左上肢麻木，左下肢无力半年加重1个月"来诊。

【查体】颈软，活动受限（前屈及后伸未见异常，左侧屈：0°~30°，右侧屈：0°~20°，左侧旋颈：0°~39°，右侧旋颈：0°~44°），颈椎棘突及脊旁肌压痛（-），双侧冈上肌压痛（-），斜方肌压痛（-），双侧臂丛牵拉试验（-），压颈试验（-），Hoffman（霍夫曼）试验（R+，L+），Barinski征（R+，L+），双侧深感觉未见明显异常，右侧T6~T11针刺觉减退，余浅感觉未见异常，左下肢肌力4级，余肢体肌力及肌张力正常。

【辅助检查】颈椎增强MRI提示C6椎体及邻近间盘异常改变，

考虑炎症可能性大，C2~C6椎间盘突出，C4~C6间盘水平椎管狭窄，C5~C6间盘水平脊髓变形。

【诊疗过程】给予口服营养周围神经，配合颈部超短波、直流电、中频电等物理治疗。治疗1周后患者自觉颈痛缓解不明显，加发散式冲击波治疗（颈部双侧脊旁肌，经典探头，2.0bar，10Hz，3000点，每周1~2次），治疗2次后自觉颈部疼痛明显好转。患者在入院第18天时因家务劳累后颈部症状再次加重，嘱患者颈托制动，注意避免劳累、着凉等加重颈部症状的诱因，继续上述治疗。共治疗21天后颈部疼痛较之前明显缓解，活动度恢复正常，双手麻木感及双下肢无力症状较之前明显减轻。

病例分析

颈椎病根据受累组织和结构的不同分为：颈型（又称软组织型）、神经根型、脊髓型、交感型、椎动脉型、其他型（目前主要指食道压迫型）。如果两种以上类型同时存在，称为"混合型"。

1. 颈型颈椎病是在颈部肌肉、韧带、关节囊急、慢性损伤，椎间盘退化变性，椎体不稳，小关节错位等的基础上，机体受风寒侵袭、感冒、疲劳、睡眠姿势不当或枕高不适宜，使颈椎过伸或过屈，颈部某些肌肉、韧带、神经受到牵张或压迫所致。多在夜间或晨起时发病，有自然缓解和反复发作的倾向。30~40岁女性多见。诊断要点：①具有典型的落枕史及上述颈项部症状体征；②影像学检查可正常或仅有生理曲度改变或轻度椎间隙狭窄，少有骨赘形成。

2. 神经根型颈椎病是由于椎间盘退变、突出、节段性不稳定、骨质增生或骨赘形成等原因在椎管内或椎间孔处刺激和压迫颈神经根所致。在各型中发病率最高，占60%～70%，是临床上最常见的类型。多为单侧、单根发病。多见于30～50岁者，一般起病缓慢，但是也有急性发病者。男性多于女性1倍。诊断要点：①具有根性分布的症状（麻木、疼痛）和体征；②椎间孔挤压试验或/和臂丛牵拉试验阳性；③影像学所见与临床表现基本相符合；④排除颈椎外病变（胸廓出口综合征、网球肘、腕管综合征、肘管综合征、肩周炎、肱二头肌长头腱鞘炎等）所致的疼痛。

3. 脊髓型颈椎病：为各型中症状最严重的类型。症状多从下肢开始，逐渐发展到上肢。患者出现上肢或下肢麻木无力、僵硬、双足踩棉花感、足尖不能离地，触觉障碍，束胸感，双手精细动作笨拙。后期出现大小便功能障碍。检查时有感觉障碍平面，肌力减退，四肢腱反射活跃或亢进，而腹壁反射、提睾反射和肛门反射减弱或消失。Hoffmann征，髌阵挛及Babinski征、屈颈试验等阳性。诊断要点：①出现颈脊髓损害的临床表现；②影像学显示颈椎退行性改变、颈椎管狭窄，并证实存在与临床表现相符合的颈脊髓压迫；③排除进行性肌萎缩性脊髓侧索硬化症、脊髓肿瘤、脊髓损伤、继发性粘连性蛛网膜炎、多发性末梢神经炎等。

4. 椎动脉型颈椎病：当颈椎出现节段性不稳定和椎间隙狭窄时，可以造成椎动脉扭曲并受到挤压；椎体边缘及钩椎关节等处的骨赘可以直接压迫椎动脉或刺激椎动脉周围的交感神经纤维，使椎动脉痉挛而出现椎动脉血流瞬间变化，导致椎基底供血不足而出现症状，如偏头痛、耳鸣、听力减退或耳聋、视力障碍，突发性眩晕而猝倒。也可出现自主神经症状，如心悸、心律失常、胃肠功能减

笔记

退等。

5. 交感神经型颈椎病：由于椎间盘退变和节段性不稳定等因素，从而对颈椎周围的交感神经末梢造成刺激，产生交感神经功能紊乱。患者感到颈痛，头痛头晕，面部及躯干麻木发凉，痛觉迟钝。易出汗或无汗感，心悸、心动过速或过缓。亦可耳鸣、听力减退、视觉障碍或眼部胀痛，干涩流泪。

本例中患者具有颈部不适，活动受限，肢体麻木、无力的症状。病理反射 Hoffman、Barinski 征均阳性，具有浅感觉障碍平面，考虑患者为神经根型与脊髓型颈椎病的混合，以脊髓型颈椎病的临床表现为主。

脊髓型颈椎病的治疗有手术和非手术之分。非手术治疗的目的是保护颈椎不再受到损害，减少创伤，缓解疼痛并恢复颈椎生理弧度，主要适用于脊髓型颈椎病的早、中期患者及不能耐受手术治疗和术后效果不佳的患者。

脊髓型颈椎病的非手术治疗包括休息、药物治疗、物理因子治疗、推拿等综合治疗，必要时介入矫形支具。症状严重的患者或处于急性期炎症明显的患者宜卧床休息。卧床休息主要是避免加重颈椎负荷，佩戴颈围或颈托以支撑头颈部，减轻颈部负担，放松颈部肌肉，同时限制局部活动，保护颈椎。正确使用颈托制动，对脊髓型颈椎病稳定颈椎是有益的，特别是急性期和中晚期。

药物治疗可改善疼痛、麻木等临床症状。缓解疼痛，可口服洛索洛芬、塞来昔布、布洛芬缓释片等非甾体类药物；营养神经，可选择维生素 B 族、神经生长因子等药物；急性炎症渗出期还可选用皮质激素及脱水剂。本例中患者入院时予维生素 B 族营养神经，同时辅以超短波、直流电、中频电、冲击波等物理治疗，消除颈背部肌肉、韧带紧张、痉挛，改善局部血液循环，促进炎性反应物的吸

笔记

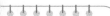

收；改善脊髓供血，促进损伤脊髓的修复，改善脊髓功能状态。患者在入院 18 天时有一次急性加重，考虑为不适当的活动所导致，故嘱患者使用颈托固定，保护颈椎。

脊髓型颈椎病应密切观察病情，一旦病情加重，应及早手术，以防引起脊髓变性。手术指征包括：①保守治疗无效，症状、体征加重；②脊髓压迫症状持续 6 个月或以上；③脊髓压迫比率 <0.4；④脊髓的横断面积 <40mm^2。临床研究发现，脊髓型颈椎病的手术疗效与病程和脊髓损害程度密切相关，病程越长，脊髓损害越重，疗效越差。若有明确的脊髓功能障碍者，应尽快采取外科干预使其尽可能恢复脊髓功能。

📋 病例点评

1. 结合患者临床表现、查体及影像学检查结果考虑患者为混合型颈椎病。给予营养神经等药物治疗 + 常规物理因子治疗（超短波、直流电、中频电等）后，颈部疼痛症状缓解不明显。为进一步减轻患者的症状，加用发散式冲击波（颈部脊旁肌处）治疗，可改善脊髓及其周围软组织的血运，消除局部炎症、水肿，减轻粘连。行冲击波治疗后，患者疼痛较前明显好转。

2. 推拿按摩是治疗颈椎病的一种常用方法。但脊髓型颈椎病是由于各种原因引起颈椎管的管径变小而使脊髓受到压迫，脊髓在椎管内的缓冲间隙缩小，如果推拿按摩手法不当，会使脊髓受到短暂的剧烈撞击，造成患者瘫痪。本例患者就诊时处于急性期，严禁推拿按摩。此外垂直悬吊牵引不能用于脊髓型颈椎病，因垂直悬吊牵引会把颈椎拉直，加重狭窄的椎间管对脊髓的挤压，引起更多的临床症状。

笔记

3. 患者颈部疼痛明显好转后，因劳累导致颈部疼痛加重，及时嘱患者佩戴颈托。由此可见，给予颈椎病患者药物治疗和物理治疗的同时，应注意佩戴颈托，限制颈部过度活动，避免因活动过度、受凉等原因导致病情反复。

（赵君怡）

病例 21
神经根型脊椎病康复

病例介绍

患者女性，48 岁。劳累后出现颈部疼痛，伴左上肢及左手麻木感。行颈部 MRI 提示 C3～C7 椎间盘突出，予静点甘露醇、地塞米松，针灸，外敷药物等治疗后颈部疼痛略有缓解。发病 2 周后患者自行于诊所按摩，7 天后颈部疼痛、左上肢麻木症状明显加重，来康复科就诊。

【查体】颈椎 C6～C7 棘突压痛（＋），左侧脊旁肌压痛（＋），左侧肩胛内侧压痛（＋），颈椎左侧旋转受限（0°～45°），四肢肌力、肌张力正常，Hoffman 征（L－，R－），深浅感觉查体无异常，VAS（疼痛视觉模拟）评分：8 分。

【辅助检查】颈椎 MRI：颈椎 C3～C7 间盘突出。

【诊疗过程】药物治疗：给予甘露醇（250ml、每日2次，共3天）静点减轻神经根水肿，给予营养神经等药物治疗。物理治疗：颈部超短波、脉冲激光、直流电离子导入缓解疼痛麻木症状，左侧斜方肌干扰电治疗改善肌肉疼痛；治疗3天后，颈部疼痛及左上肢麻木感明显缓解，调整甘露醇为每日一次静点，其余治疗同前；治疗第5天停用甘露醇；治疗第8天加用手法推拿放松颈部肌肉治疗，其余治疗基本同前，进一步减轻颈部不适；治疗第15天，患者颈部疼痛活动受限及左手麻木完全好转出院。

病例分析

颈椎病（Cervical Spondylosis）即颈椎椎间盘退行性改变及其继发病理改变累及其周围组织结构（神经根、脊髓、椎动脉、交感神经等），出现相应的临床表现。仅有颈椎的退行性改变而无临床表现者则称为颈椎退行性改变，是一种常见病和多发病。随着现代低头工作方式的人群增多，电脑、空调的广泛使用，人们屈颈和遭受风寒的机会不断增加，造成颈椎病的患病率不断上升，且发病年龄有年轻化的趋势。

根据受累组织和结构的不同，颈椎病分为：颈型（又称软组织型）、神经根型、脊髓型、交感型、椎动脉型、其他型（目前主要指食道压迫型）。如果两种以上类型同时存在，称为"混合型"。

本病例中的女患者有劳累史，症状为颈部疼痛和上肢麻木，查体可见颈部活动受限，棘突和脊旁肌压痛。结合影像学检查结果，多考虑患者为颈型颈椎病与神经根型颈椎病的混合型。入院时患者颈部疼痛显著，考虑正处于急性期，给予甘露醇静点减轻神经根水肿。急性期神经根型颈椎病的疼痛机制是基于神经根管狭窄状况下继发性生理、生化的改变而发生代谢性紊乱、产物淤积、水肿、炎症反应等症状。甘露醇是具有较好的渗透性脱水药物，带出大量的水分，有助于清除患者因神经根缺血产生大量的氧自由基，在一定程度上缓解淤血、水肿，减轻疼痛。但甘露醇脱水对电解质影响较大，有肾脏、心脏功能不全的患者不宜使用该药。

物理治疗在颈椎病的治疗中发挥重要作用。包括电疗、光疗、温热疗法等。高频电疗法常用的有超短波、微波、短波等，其中超短波应用最为广泛。超短波利用高频电场作用于人体，使人体内电解质的正、负离子电离在平行位置振动并发生高速往返移动，相互磨擦产生温热效应，可以使血管扩张、改善局部血流循环，改善组织的营养代谢，有利于炎症吸收，消除神经根及周围组织的关节韧带的炎性水肿，松弛颈部肌肉等作用，适用于各种类型的颈椎病治疗。急性期用无热量，每日一次，每次7分钟；慢性期可使用微热量。

直流电治疗可刺激感觉神经末梢，通过轴突反射和节段反射引起血管扩张，同时直流电的电解作用使微量组织蛋白分解，释放出"H"物质等血管活性肽，后者通过直接扩张小动脉、轴突反射、增高毛细血管渗透性引起血管扩张，改善血液供应和营养状态，消除神经根及周围软组织的炎性水肿，解除压迫症状。直流电药物离子导入疗法，是使用直流电将药物离子通过皮肤或黏膜导入体内进行治疗的方法。当导入醋酸离子时，可使治疗局部变为酸性环境，有助于炎症消退，阻止或减少钙盐在肌腱、关节囊、骨膜等组织的沉着，改善全身钙磷代谢，延缓或减轻椎间关节、关节囊、韧带的钙化和骨化过程。亦有缓解肌肉痉挛和松解粘连之功效。

在直流电离子导入前选用超短波疗法，使局部皮肤血管扩张，血液循环加快、毛孔张开、汗腺分泌增多，因而改善皮肤导电性，

笔记

有利于离子导入皮内，从而提高离子导入的治疗效果。

此外，中频电疗法、干扰电疗、超声疗法、热疗法（红外线、蜡疗）、磁疗等亦可起到缓解疼痛、改善组织血液循环、松解肌肉痉挛等作用，更适用于颈椎病慢性期的治疗。

病例点评

1. 结合患者临床表现、查体及影像学检查结果考虑患者为颈型颈椎病混合神经根型颈椎病。患者入院时处于颈椎病发作急性期，予甘露醇脱水减压解除神经根压迫。

2. 颈椎病多为颈神经根及颈肩等处关节肌肉综合反应，采用单一的物理方法治疗效果不够明显，应运用多项物理疗法联合治疗。本病例患者入院时处于颈椎病发作急性期，首先给予无热量超短波、直流电、脉冲激光等方法联合治疗，缓解颈部疼痛（注意急性期不适合热疗及按摩），待疼痛明显缓解后，增加推拿治疗改善颈部肌肉紧张。

3. 颈椎病一旦发现，应引起患者本人足够的重视，要注意对患者的宣教，嘱患者注意休息，佩戴合适的颈托，限制颈部活动，减轻颈部负担，避免劳累、着凉等使病情加重的因素，避免引起疾病的进一步进展。

（赵君怡）

笔记

病例 22
颈部外伤康复

病例介绍

　　患者男性，52 岁。车祸外伤致颈部肿胀伴双上肢活动不灵入骨科。行颈椎 3D－CT 示 C5 椎体骨折，无明显移位，C4～C6 椎体增生，硬膜囊受压（图 23）。颈椎 MRI 示颈椎退行性骨关节病。C4～C7 椎间盘膨出、突出（图 24）。入院查体：颈部皮温略增高，C5 棘突压痛（＋），双侧脊旁肌压痛（＋），双上肢肌力 0 级，双下肢肌力 5 级。四肢肌张力正常，双上肢浅感觉减退，肛周感觉正常，肛门括约肌收缩力可，ASIA 分级：D 级。臂丛牵拉试验(L－，R－)，Hoffmann 征（L－，R－），Babinski 征（L－，R－）。考虑骨折无明显移位，骨科给予患者甘露醇、甲泼尼龙、鼠神经生长因子等药物保守治疗 10 天，患者左上肢功能基本恢复，仍留有右上肢活动不灵伴左上肢麻木，建议患者继续保守治疗，转入康复科。

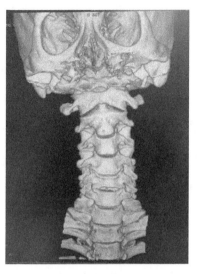

图23　颈椎3D–CT：颈椎退行性变，C5椎体前下缘骨折，
C4～C6椎体增生

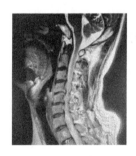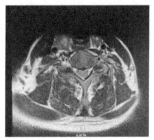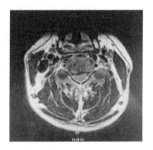

图24　颈椎MRI：颈椎退行性骨关节病。C4～C7椎间盘膨出、突出

【查体】颈部无肿胀，皮温、皮色正常，左上肢肌力4级，右上肢近端肌力2级，远端4级。左上肢浅感觉减退，余同前。

【诊疗过程】给予患者颈部超短波、固定超声、超声波（1.0～1.5w/cm²，20分钟）、直流电、磁刺激（20Hz，30%输出，50%～100% MT，1000点）脉冲激光（500mw，10分钟）、冲击波（经典探头，2.0～3.0bar，2000点）促进C5椎体骨折愈合，减轻神经根水肿，缓解左上肢麻木；右上肢运动疗法、关节松动训练、低频电、针灸改善右上肢运动功能。

治疗15天后，患者右上肢肌力增加，但左上肢仍有麻木，左侧卧位时麻木加重并伴有左前臂疼痛，影响睡眠。考虑患者发病时C5椎体骨折无明显移位，给予患者增加小剂量颈部牵引治疗（3Kg，10分钟），同时增加冲击波剂量至深部探头，1.5~2.0bar，超声波至$2.0w/cm^2$促进左上肢麻木恢复。患者牵引2天后无明显不适，增加牵引剂量至4Kg，20分钟。患者自觉牵引后症状好转，夜间可左侧卧位，睡眠好转，左上肢由持续麻木转变为间断麻木。给予患者增加牵引至每日两次，并每4~5天增加牵引剂量1Kg。治疗1个半月后，患者左上肢麻木的频率及程度明显减轻，且右上肢功能好转，查体：右上肢近端肌力3^+级，远端5级，余肢体肌力正常。余同前。考虑患者已发病近2个月，增加颈部红光治疗，增加冲击波剂量至深部探头，2.5bar，并增加牵引至40分钟每日两次。治疗2个半月后，患者左上肢麻木基本缓解，右上肢肌力基本恢复正常。复查颈椎CT示C5椎体骨折愈合。

病例分析

颈部外伤的保守治疗以减轻神经根的刺激和压迫、消除神经根炎症水肿，改善神经营养血供和镇静止痛为主。药物治疗包括甘露醇脱水，甲泼尼龙减轻炎症及神经营养药物等。物理因子治疗可根据患者的症状、体征、病程等特点选用低、中频电疗、直流电离子导入、高频电疗、光疗、热疗、磁疗、超声波疗法等。还可选用牵引治疗、手法治疗和运动疗法等改善局部症状，促进神经功能恢复。

牵引治疗是通过调整和恢复椎管内外平衡，以消除刺激症状，从而恢复颈椎正常功能。牵引重量通常从小剂量开始，参考值为4~6Kg，逐渐可增加至10~15Kg，牵引力为体重的15%~20%左右最佳，牵引最大重量与患者体质、颈部肌肉状况有关，需个体化调整。颈椎牵引的常见适应证为颈型颈椎病，神经根型颈椎病，颈椎间盘突出症，颈椎生理曲度改变，急、慢性颈背痛等；相对禁忌证为伴有严重心脑血管疾病者，伴有椎动脉狭窄者，颈椎管骨性狭窄超过1/2，严重骨质疏松，椎体骨折脱位和椎体滑脱，脊髓型颈椎病，交感神经型颈椎病，椎动脉型颈椎病，年龄低于18岁等。

🔲 病例点评

1. 颈部外伤急性期应用超短波、脉冲激光、直流电及小剂量超声波和冲击波等物理因子治疗可迅速缓解神经根炎症水肿，有利于运动功能恢复；

2. 虽然椎体骨折为颈椎牵引治疗的相对禁忌证，但对于骨折较稳定、无明显移位，且神经根压迫症状明显的患者可尝试应用牵引治疗，有利于症状缓解，并对骨折愈合无明显影响；

3. 牵引重量应从小剂量开始，尤其对于椎体骨折的患者，可适量减少牵引初始重量和时间，减慢牵引重量增加速度，在牵引过程中若有任何不适，应立刻停止治疗，以免加重病情。

（康　楠）

病例 23
脊髓血管畸形术后康复及并发症的处理

病例介绍

患者女性，61 岁。双下肢无明显诱因进行性麻木、活动欠灵活（左侧重）2 年余，于骨科及神经外科就诊，行胸椎 MRI 平扫＋增强示 T1～T10 水平脊髓血管畸形伴脊髓梗死可能大，脊髓动脉 CTA（颈、胸、腰部联合）示胸段脊髓动静脉瘘，T5～T6 水平脊髓前动脉动脉瘤可能大，脊髓血管造影示 T5～T6 间动静脉瘘，其余血管未见明显异常。于神经外科全麻下行右侧 T5 硬脊膜动静脉瘘切断术，术后出现 T5 以下感觉丧失，双下肢运动障碍，二便障碍，常规给予激素冲击，营养神经、脱水、止血、抗炎、抑酸等药物治疗21 天，患者仍有双下肢运动障碍，留置尿管。转入康复科。

【既往史】患者睡眠差，胃炎病史 2 个月。

【查体】留置尿管中，双下肢肌力0级，肌张力降低，腱反射消失；T5以下深浅感觉丧失；Babinski征（L＋；R＋）。肛周感觉减退，肛门括约肌无自主收缩。ASIA：B级。ADL评分：10分。

【辅助检查】尿常规：白细胞9.25/HPF，细菌3178/HPF。

【诊疗过程】1. 改善双下肢运动及感觉障碍：给予T5为中心每日一次超短波（无热，7分钟）、超声（$1.0 \sim 2.0 w/cm^2$，15分钟）、脉冲激光治疗（500mw，10分钟）、磁疗（T5～T7，5Hz，30%～50%输出，80%～100%阈值，1000点）等物理治疗促进脊髓功能恢复；给予双下肢运动疗法及关节松动训练、双下肢感觉刺激、低频电治疗（双侧股二头肌、股四头肌、腓肠肌、胫前肌10～30mA，20分钟）、针灸等促进运动、感觉功能恢复。治疗1个月，患者双下肢肌力有所恢复，肌张力有所增高，查体：双下肢近端肌力2级、远端1级，肌张力Ashworth分级：1^+级，T5～T9深浅感觉减退，T9以下深浅感觉丧失，予患者减小低频电电流（10～20mA，20分钟），暂停针灸治疗，增加电动起立床训练（60度、10分钟始，渐加至90度、30分钟）。治疗3个月，查体：双下肢近端肌力3^-级、远端2级，肌张力Ashworth分级：1级。患者可独立站立，辅助助行器步行。

2. 改善排尿排便，指导家属予患者每2小时翻身、扣肾区及膀胱区，制定饮水、排尿计划，每日二次膀胱冲洗，给予膀胱区针灸、电子生物反馈（经阴道、经直肠，10～30mA，30分）、磁疗（骶3及膀胱区，20Hz，30%～50%输出，80%～100%阈值，1000点）改善排尿功能；治疗一个月，予患者定时间歇导尿，指导患者立位排尿，促进尿液排空；患者排尿功能逐渐恢复，残余尿量逐渐减少，治疗3个月，残余尿量100ml左右。

3. 治疗泌尿系感染：患者治疗过程中反复出现泌尿系感染，予患者监测尿常规，行膀胱区超短波（微热量，8 分钟）、超声（2.0w/cm²，15 分钟）、发散式冲击波（膀胱区经典探头，1.8 ~ 3.0bar，3000 点，每周一次）治疗泌尿系感染；患者时有发热，监测感染指标，根据尿培养 + 药敏结果选择抗生素抗炎。

4. 辅助药物治疗：营养神经、抗凝、抑酸、促进胃动力、抗炎、碱化尿液、促进排尿、增强免疫力、改善情绪睡眠等对症药物治疗。

患者治疗 3 个月，双下肢肌力及感觉异常有所恢复，排尿功能及泌尿系感染基本控制。查体：双下肢近端肌力 3 级，远端 2 级，肌张力正常，T12 以下深浅感觉丧失；Babinski 征（L + ；R + ）。肛周感觉减退，肛门括约肌有自主收缩，ASIA 分级：C 级。

病例分析

脊髓损伤（spinal cord injury，SCI）是由于外界或自身因素引起的脊髓结构和功能部分或完全损害，导致受伤平面以下运动、感觉及自主神经功能障碍。脊髓损伤后患者常见的并发症有泌尿系感染、压疮、泌尿系结石、下肢深静脉血栓等。进行早期康复治疗可有效预防并发症发生及促进预后。

神经源性膀胱（neurogenic bladder，NB）是 SCI 最常见功能障碍之一，是指由于膀胱和尿道不能正常协调，表现为尿潴留或尿失禁，进而出现泌尿系感染、肾积水甚至慢性肾功能衰竭等并发症，其中肾功能衰竭严重威胁脊髓损伤患者的生命。膀胱功能重建是恢复 SCI 患者排尿功能的关键。目前，SCI 后 NB 患者的康复治疗包括膀胱辅助疗法、导尿疗法、物理疗法、传统中医疗法、药物疗法

笔记

和手术疗法。膀胱辅助疗法包括反射触发排尿、行为训练、膀胱按压法（使用时需谨慎）等；导尿疗法包括留置导尿术、耻骨上膀胱造瘘、间歇导尿等；物理疗法包括肌电生物反馈、骶神经电刺激、阴部神经电刺激、微波治疗、磁疗、超声、蜡疗、冲击波等；传统中医疗法包括普通针刺、电针治疗、艾灸治疗等；药物疗法包括治疗尿潴留的药物（M受体激动剂、胆碱酯酶抑制剂、α受体阻滞剂等）和治疗尿失禁的药物（神经激肽受体拮抗剂、α受体激动剂、M受体阻滞剂等），对于口服药物耐受性不好的患者可采用膀胱内给药。手术疗法包括扩大膀胱容量的术式、增加尿道控尿能力的术式等。

国际尿控协会把间歇导尿作为治疗NB的首选方法，间歇导尿分为无菌间歇导尿和清洁间歇导尿，有利于保持膀胱间歇性扩大，有助于恢复膀胱收缩功能，预防尿路感染，是重建膀胱功能训练的"金方法"，一般应用于脊髓休克恢复期、患者病情稳定时。清洁间歇导尿是训练膀胱功能最理想的方法，每天需要严格控制饮水量，从早晨起床到晚上8点，每隔2h饮水一次。每次饮水量200～250ml，每天饮水量以1500～2000ml为宜，每天导尿次数以4～6次为宜，具体根据膀胱残余尿量确定导尿次数。患者不能自行排尿，残余尿量在500ml以下时，每天导尿6次；自行排尿量超过100ml，残余尿量低于300ml时，每天导尿4次；自行排尿量超过200ml，残余尿量不足200ml时，每天导尿3次；自行排尿量低于500ml，残余尿量低于100ml时，膀胱功能已基本具备，此时可停止间歇导尿。

泌尿系感染（urinary tract infection，UTI）在SCI患者所有并发症中位居首位。泌尿系感染不仅给患者造成了巨大的经济损失，还会导致泌尿系结石、肾功能损害、泌尿系肿瘤发生，严重影响患者的预期寿命与生活质量，因此预防 UTI 的发生和治疗 UTI 尤为重要。研究表明，患者年龄≥50 岁、留置导尿 2~6 周、有糖尿病史、前期大量使用糖皮质激素治疗、完全性脊髓损伤、脊髓损伤休克期、脊柱骨折等因素是脊髓损伤患者泌尿系感染的独立危险因素，而健康教育与无菌间歇导尿是 UTI 的保护性因素。泌尿系感染病原菌以大肠埃希氏菌为主，其次为肺炎克雷伯杆菌、屎肠球菌、粪肠球菌、阴沟肠杆菌、白色念珠菌等。针对脊髓损伤泌尿系感染患者，建议尽早行尿培养检查，根据药敏结果，合理选择抗生素，尽量减少细菌耐药的发生，应尽量避免盲目和经验性用药，这对预防和治疗脊髓损伤患者的泌尿系感染具有重要意义；另外，膀胱区局部行超短波、超声、冲击波等物理治疗对泌尿系感染也有明显的治疗作用。

该患者给予运动疗法、关节松动训练、作业疗法（感觉刺激）、电动起立床训练、低频电治疗、针灸等改善肢体运动及感觉功能的同时；针对其排尿障碍及泌尿系感染，给予膀胱冲洗、间歇导尿，膀胱区超短波、超声、磁疗、针灸，经阴道及直肠电子生物反馈，腰骶部磁疗等物理治疗。患者治疗 3 个月，双下肢肌力及感觉异常有所恢复，排尿功能及泌尿系感染基本控制。ASIA 分级由 B 级升至 C 级。

病例点评

1. 该患者发生运动、感觉功能障碍后 2 年行手术治疗，脊髓受压时间较长，恢复较困难，给予系统、综合的康复治疗可有效避免压疮、泌尿系结石、下肢深静脉血栓、肌肉萎缩、关节挛缩等并发症，促进运动、感觉功能、尿便功能恢复。

2. 注意脊髓局部的物理治疗，对患者脊髓功能恢复有很大帮助。

3. 脊髓损伤患者护理对预防各种并发症非常重要，应教会患者及家属日常护理。

（牟　宏）

笔记

病例 24
脊髓损伤后肌痉挛的康复

病例介绍

　　患者男性，66 岁。右足趾感觉异常逐渐加重伴右下肢活动不灵一年半，行 T9 硬脊膜动静脉瘘切断术。术后出现双下肢活动不灵，无法独自站立、行走，且伴有感觉异常，主要为发凉、发胀、麻木。排尿困难，伴尿潴留，排便费力。术后 32 天收入康复科病房。

　　【查体】右下肢近端肌力 4$^-$ 级、远端肌力 2 级，左下肢近端肌力 4$^+$ 级、远端肌力 3$^-$ 级。右下肢肌张力显著增高（Ashworth 分级 3 级），左下肢肌张力正常。右髋被动活动度 0°～90°，右膝被动活动度 0°～150°，右踝被动背伸 0°～5°，右踝阵挛（＋）。双下肢膝反射、踝反射活跃；双侧 Babinski 征（＋）。Barthel 指数 30 分，可独立无支撑坐位练习，无法站立和行走。双侧足趾浅感觉减退、深感觉消失。肛周感觉正常，肛门括约肌力量减弱。自主排尿 80～150ml/次，膀胱残余尿量约 150～200ml。ASIA 分级：C 级。

【诊疗过程】1. 药物：单唾液酸四己糖神经节苷脂注射液 60mg 每日一次静脉滴注营养神经，拜阿司匹林片 100mg 每日一次口服抗血小板聚集，替扎尼定片 1mg 每日三次口服控制肌张力。

2. 康复治疗：双下肢行运动疗法每日一次，关节松动训练（右髋和右踝）每日一次，电动起立床训练每日一次改善运动，感觉刺激每日一次促进感觉恢复；以 T9 为中心给予超短波（无热量 7 分钟，每日一次），直流电治疗（10～20mA，20 分钟，每日一次），超声（1.5～2.0w/cm²，15 分钟，每日一次），冲击波治疗（经典探头，2.0bar，2000 点，每周一次）改善脊髓功能；蜡疗（双下肢）每日一次改善肌张力。

治疗 20 天时，患者双下肢功能显著改善：双下肢肌力增加、肌张力降低：右下肢近端肌力 4⁺级、远端肌力 3⁺级，左下肢近端肌力 5⁻级、远端肌力 4⁻级；右下肢肌张力轻度增高（Ashworth 分级 2 级）。平衡功能增强，右髋、右踝被动关节活动度基本正常。日常生活活动能力提高，Barthel 指数 45 分，可在少量帮助下短时间站立，排尿、排便费力减轻。ASIA 分级：D 级。治疗 40 天时，调整脊髓病灶局部物理因子治疗方案：增加红光治疗（T9 为中心 30cm，20 分钟每日一次）、磁热疗法（以 T9 为中心 50℃，中强度，20 分钟，每日一次），调整冲击波治疗剂量（经典探头，2.5bar，2000 点，每周两次）。治疗 60 天时，患者排尿困难基本纠正，每次排尿量为 400～700ml，残余尿量 0～80ml；双下肢运动、感觉功能功能均改善：右下肢近端肌力 5⁻级、远端肌力 4 级，左下肢近端肌力 5 级、远端肌力 4⁺级；右下肢肌张力轻度增高（Ashworth 分级 2 级）；右足趾轻微浅感觉减退，中度深感觉减退；左足趾浅感觉基本正常，轻度深感觉减退；日常生活活动能力提高：可在治疗师监护并使用助行器下平地、短距离步行，患者出院。

出院后患者自行肢体锻炼，后因患肢功能无进一步改善，于外院行康复治疗，治疗期间因调整肌松类药物种类及剂量不当，双下肢肌张力迅速下降，伴肢体肌力显著下降，无法独自站立及助行器辅助下行走。减少肌松药剂量后，出现双下肢肌张力反跳性显著增高、频繁痉挛发作，无法自行站立。返回我科。调整肌松类药物治疗：替扎尼定片 4mg 早一次、2mg 午一次、6mg 晚一次口服，巴氯芬 5mg 每日两次口服，配合既往电、光、声、磁、热等多种物理因子治疗，以及手法康复训练。治疗 20 天后，患者肌张力明显下降，查体：右下肢肌张力（Ashworth 分级）2 级，双下肢近端肌力 4 级、远端 3 级。Barthel 指数 60 分，可独立步行 30 米，遂出院，随访半年功能无明显下降。

病例分析

肌痉挛（muscle spasticity）是脊髓损伤所致截瘫患者中常见并发症之一，据报道 SCI 患者中有 12%～37% 患有痉挛，有 40% 的患者因为痉挛而影响康复治疗，其中超过 25% 以上属于严重的痉挛。痉挛是通过牵张反射过度活动而产生的肌肉紧张度异常增加的综合征，常发生于下行运动传导束损害的过程中。脊髓损伤后肌痉挛的临床表现为肌张力增高、腱反射亢进、阵发性痉挛及肌强直。SCI 患者在经过脊髓休克期后进入硬瘫期，此时患者双下肢肌张力异常增高，限制肢体活动，并且引起肢体酸胀疼痛、关节挛缩、畸形，影响行走及在轮椅上保持姿势的能力，并增加异位骨化和骨折的发生率，甚至因肌张力增高导致关节僵硬、强直，形成了不可逆的二次并发症，严重影响康复治疗效果，在精神上和身体上给患者带来极大的痛苦和烦恼。对大多数患者而言，痉挛是缓慢形成的，通常在脊髓抑制后产生，痉挛缓慢的形成充分证明，在脊髓水平的去神经支配结构对其上位下行传导纤维束变性改变的重组反应。这些代偿反应以突触传递的长期变化为主要特征。在变性溃变的突触区能发现来自完整主干纤维的侧芽形成。神经元受体活动亢进是对突触传入冲动丧失的一种代偿反应。所有这些机制的形成需要一段时间，通常与急性损伤后痉挛形成的时间相吻合。

在解痉剂和骨骼肌松弛剂类药物中，巴氯芬片、替扎尼定片疗效确切，被认为是抗痉挛口服药物治疗的支柱，适用于全身性肌张力增高。地西泮在解痉剂和松弛骨骼肌治疗中作为二线药物使用，长期使用不良反应更明显，如周身肌力下降、肝功能损害、排尿困难、困倦等，要警惕使用。肉毒素通过对突触前膜的突触相关膜蛋白SNAP-25或跨膜蛋白的裂解，阻断神经介质的传递，抑制乙酰胆碱的释放，导致肌肉松弛性麻痹，起到缓解肌肉痉挛、降低肌张力的作用。

物理疗法和传统康复方法具有非侵袭、无创性特点，可作为药物和外科手术的重要辅助治疗方法。如蜡疗，石蜡与皮肤接触时能迅速产生冷却层使人体能够耐受石蜡的高温，且石蜡冷却缓慢，能够产生持久的热作用，使敷蜡部位毛细血管明显扩张，血流量增加，使痉挛肌肉软化、松解。同时石蜡在冷却过程中体积逐渐缩小，对包敷部位产生机械挤压作用，能增加胶原纤维组织的可延展性、松解粘连的结缔组织，从而达到降低肌张力，扩大关节活动度的目的，对局部肌张力增高疗效显著。经颅磁刺激是近年来一种新型的物理治疗方式，原理是通过时变磁场感应产生继发电流，从而刺激相应的大脑神经单元，即可引起暂时性大脑功能的兴奋或抑制，也可引起长时程皮质可塑性调节。传统康复方法中推拿按摩可缓解肌肉紧张，降低肌肉兴奋性，也可抑制异常姿势产生，同时提高肌力，但手法治疗中注意要按照轻、柔、缓的原则，尽量避免对肢体过强的刺激。

病例点评

1. 该患者为双下肢整体肌张力增高，适用于全身用药，降低肌张力的药物往往会影响肌力，要根据患者用药的反应缓慢调整用量，该患者治疗中由于药物增减过快出现了肌张力增加和肌力降低以至不能行走。

2. 目前脊髓损伤治疗要重视损伤局部的治疗，通过康复科特有的理疗方式改善脊髓损伤部位血运，从而改善脊髓功能，从根本上治疗患者出现的功能障碍。该患者于损伤局部给予适当的物理治疗，得到了很好的疗效。

（舒湘宁）

病例 25
腰间盘脱出的康复

病例介绍

患者男性，56岁。腰痛1个月，加重伴左下肢无力15天来就诊。患者无明显诱因出现腰部疼痛，劳累后腰痛加重，伴左下肢活动不灵，无法完成翻身、坐起等动作，行腰椎MRI示L4~L5间盘脱出（图25）。骨科建议手术治疗，患者拒绝，经15天卧床休息及甘露醇、激素等药物治疗后可拄拐行走，后入我科行康复治疗。

【查体】L3~L4，L5~S1棘突压痛（＋），左侧脊旁肌紧张，直腿抬高试验（L＋，R－），左下肢近端肌力4级，远端肌力4⁻级，VAS评分7分。

【辅助检查】肌电图示左侧趾短伸肌、胫前肌、股二头肌可见失神经电位，提示左侧坐骨神经部分损害。

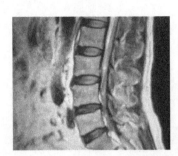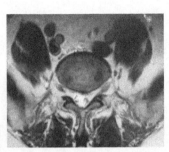

图 25　腰椎 MRI：L4～L5 间盘脱出

【诊疗过程】予腰部超短波（无热，7 分钟，每日一次）、腰部及左下肢直流电（10～20mA，20 分钟，每日一次）、腰部超声波导入治疗（0.8w/cm^2，15 分钟，每日一次）减轻水肿，腰部脉冲激光（500mW，10 分钟，每日一次）减轻疼痛，左侧股二头肌、股四头肌、胫前肌、腓肠肌低频脉冲电治疗增强左下肢肌力。治疗 3 天后患者 VAS 评分 5 分，将腰部超声波导入治疗增加至 1.0w/cm^2，15 分钟，每日一次进一步减轻局部水肿、促进组织修复，并增加左下肢运动疗法促进下肢肌力恢复。治疗 7 天后患者 VAS 评分 4 分，将腰部超声波导入治疗增加至 1.2w/cm^2，15 分钟，每日一次，并增加腰部磁热疗法（中档 40℃，20 分钟，每日一次）缓解局部肌肉紧张、促进腰部功能恢复。治疗 14 天后患者 VAS 评分 2 分，左下肢近端肌力及远端肌力 4$^+$ 级，将腰部超声波导入治疗增加至 2.0w/cm^2，15 分钟，每日一次进一步改善局部血运。21 天后患者 VAS 评分 1 分，左下肢近端肌力及远端肌力 5 级，可自行行走，康复出院。

病例分析

腰椎间盘突出症（lumbar disc herniation，LDH）主要是指腰

椎，尤其是 L4～L5，L5～S1 的椎间盘纤维环破裂、髓核突出压迫和刺激相应水平的一侧或双侧神经根所引起的一系列症状和体征。在腰椎间盘突出症的患者中，L4～L5，L5～S1 椎间盘突出占 90% 以上，多发于 20～50 岁。随年龄增大，腰椎间盘发生突出的危险性增加。病理上将腰椎间盘突出症分为退变型、膨出型、突出型、脱出后纵韧带下型、脱出后纵韧带后型和游离型。前三型为未破裂型，约占 73%；后三型为破裂型，约占 27%。根据以上分型，前四型可通过非手术治疗取得满意的疗效，后两型应以手术治疗为主。体征常有步态异常、局部压痛、脊柱变形、感觉障碍、肌肉萎缩、直腿抬高试验阳性等。腰椎间盘突出的治疗包括：卧床休息、腰椎牵引、物理因子治疗、经皮神经阻滞疗法、推拿疗法、西方手法治疗、康复训练等。

腰椎间盘突出症的康复治疗原则为消除或减轻神经根无菌性炎症和水肿，减轻椎间盘对神经根的压迫，缓解疼痛，恢复椎间盘活动度及生活和劳动能力。根据患者的症状、体征、病程等特点选用高频电疗、中低频电疗、直流电药物离子导入、光疗、蜡疗、磁疗等治疗。其中早期适用超短波、超声波、直流电、低频电等治疗，恢复期还可选用中频电、蜡疗、红光、磁热疗法。恢复期的腰椎间盘突出症患者还应积极配合运动治疗，以提高腰背肌肉和腹肌张力，维持脊柱稳定性。

病例点评

1. 患者劳累腰痛伴活动受限后，经卧床休息及应用缓解局部疼痛、减轻神经根水肿等药物治疗后好转，急性期患者卧床休息是十分必要的，且绝对卧床的时间最好不超过 1 周。

2. 物理因子治疗有镇痛、消炎、促进组织再生、兴奋神经肌肉和松解粘连的作用，为腰椎间盘突出症的非手术治疗中必不可少的手段，多种物理因子联合治疗对促进患者腰部及其他功能恢复意义重大。

3. 恢复期可使患者继续配合运动疗法，以提高背部肌肉张力，改变和纠正异常力线，增加韧带弹性，活动椎间关节，维持脊柱的正常形态，如体前屈练习、体后伸练习、体侧弯练习、弓步行走、后伸腿练习、提髋练习、蹬足练习、伸腰练习、悬腰练习等。

（王　琦）

病例 26
年轻人腰间盘突出康复

📋 病例介绍

患者男性，22岁。因左臀部及小腿疼痛半年门诊入院。

【查体】腰椎各方向活动略受限，前屈70°，后伸20°，左侧屈10°，右侧屈25°，左旋20°，右旋30°，脊旁肌紧张，腰椎棘突及脊旁肌压痛（−），左下肢疼痛VAS评分6分，直腿抬高试验（L＋，R−），双侧Babinski征（−），双下肢深浅感觉查体未见明显异常。

【辅助检查】腰椎MRI平扫提示腰椎退变，L4～L5椎间盘变性、突出，伴后缘纤维环撕裂，椎管狭窄（图26）。

【诊断】腰椎间盘突出症（L4～L5）。

【诊疗过程】嘱患者佩戴护腰，注意休息，避免弯腰持重。予腰部物理治疗：超短波（无热量，7 分钟，每日一次）；直流电（腰部及左膝，10～20mA，20 分钟，每日一次）；中频脉冲电治疗（腰椎脊旁肌，20 分钟，每日一次）；红光治疗（腰部，30cm，20 分钟，每日一次）；超声波导入治疗（腰椎棘突及脊旁肌，2.0w/cm^2，15 分钟，每日一次）。治疗 2 天后腿部酸痛略改善。治疗 7 天后，左臀部及小腿疼痛减轻。超短波调整为微热量。治疗 2 周后腰腿部活动情况改善，疼痛明显减轻，腰椎各方向活动度前屈 80°，后伸 30°，左侧屈 20°，右侧屈 30°，左旋 25°，右旋 35°，左下肢疼痛 VAS 评分 3 分，治疗 20 天后臀腿部酸痛基本缓解，左下肢疼痛 VAS 评分 1 分，腰椎活动度基本恢复正常。日常生活活动能力提高，准予出院。

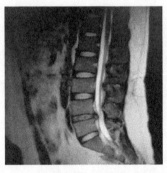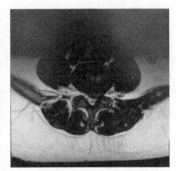

图 26　腰椎 MRI 平扫：腰椎退变，L4～L5 椎间盘变性、突出，伴后缘纤维环撕裂，椎管狭窄

病例分析

　　腰椎间盘突出症是引起中老年腰腿痛的主要原因之一。青年较少见，但是随着生活现代化水平的提高，日益增加的久坐生活方式，体重超重或肥胖，不良姿势习惯，工作过程中身体机械受力不良等可能的因素，使青年腰椎间盘突出的发生呈逐年增高的趋势。

绝大多数腰椎间盘突出症经过康复治疗可达到临床症状的缓解及功能的改善，但可能复发。

首先应给予患者正确的健康教育，避免久坐及久站，避免搬动重物，避免旋转腰部动作。腰部的护具可通过限制脊柱活动起到缓解疼痛，预防急性加重的作用。在耐受范围内维持规律的日常活动并进行一定强度锻炼帮助缓解肌肉痉挛，防止肌力下降。物理因子治疗包括高频电、中频电、直流电、脉冲激光、超声波可以有效减轻神经根水肿压迫，减轻根性疼痛，通过改善局部血液循环、缓解肌肉痉挛改善腰痛。对于慢性期患者可增加红光、磁热治疗、烫熨治疗等有热量的物理因子，提高疗效。

病例点评

1. 该年轻男患者左臀部及小腿疼痛半年余且腰椎 CT 已提示腰椎间盘突出，但是未系统治疗，疼痛迁延。对于腰椎间盘突出症患者应及早明确诊断，尽早治疗，避免局部长期渗出组织粘连，影响后续治疗效果。

2. 对于腰椎间盘突出症慢性期患者，增加热疗，如红光、蜡疗、磁热治疗及微热量超短波，可以增加物理因子作用深度，取得更好的疗效。

3. 对于热爱运动的患者，应加强日常健康教育，减少疼痛发作。

4. 年轻患者如病情严重，更应积极手术，提高日常生活质量。

（张　带）

病例 27
臂丛神经损伤伴颈椎病的康复

病例介绍

患者男性，46 岁。外伤致左肩活动不能、左上肢麻木。入当地医院，行 DR（指在计算机控制下直接进行数字化 X 线摄影的一种新技术）示双侧肋骨骨折，行"双侧肋骨骨折内固定术"，术后行营养神经、促进骨折愈合等药物治疗，左肩及左上肢行针灸、理疗（具体不详）等治疗。治疗 50 天后，左上肢麻木缓解，左肩仍活动不能，入我院康复科。

【查体】颈椎棘突及脊旁肌无压痛，活动度基本正常；左肩无明显红肿，皮温不高，左冈下肌肌腹处压痛（＋），余无压痛，被动活动度正常；左冈上肌、冈下肌群、三角肌、肱二头肌可见明显萎缩，肘上 10cm 周径：左侧 31.5cm，右侧 32.5cm；左肩前屈、后伸、外展肌力 1 级，左肘屈肘肌力 2⁻级，左肘旋后不能，伸肘、旋前正常；左腕、左手肌力及关节活动度正常；左上肢深浅感觉正常；臂丛牵拉试验（L－；R－），Hoffmann 征（L－；R－），Babinski 征（L－；R－）。

【辅助检查】颈椎 MRI 示颈椎退行性变；C3～C6 椎间盘突出，相应水平脊髓前部 T_2 信号欠均匀；C3～C5 水平颈背部软组织片状略高信号，软组织损伤不除外（图 27）。肌电图示左侧腋神经、肌皮神经重度部分性损害。

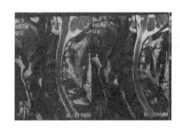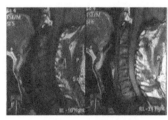

图 27　颈椎 MRI：颈椎退行性变；C3～C6 间盘突出，相应水平
脊髓前部 T_2 信号欠均匀；C3～C5 水平颈背部软组织
片状略高信号，软组织损伤不除外

【诊疗过程】给予患者以左 Erb's 点为中心每日一次超短波（无热，7 分钟）、直流电（维生素 B1 导入，10～20mA，20 分钟）、超声（0.9～2.0w/cm²，15 分钟）、脉冲激光治疗（500mw，10 分钟）、磁疗（20Hz，30%～50% 输出，80%～100% 阈值，1000 点）、冲击波（经典探头，1.0～3.0bar，3000 点，每周一次）等物理治疗修复神经损伤；给予患者左肩及左上肢每日一次运动疗法、关节松动训练、作业疗法、手功能训练，左冈上肌、冈下肌群、三角肌、肱二头肌低频电治疗（10～30mA，20 分钟）、磁疗（20～30Hz，30%～70% 输出，100% 阈值，1000 点）促进肌力及运动功能恢复；给予患者左冈下肌痛点处超短波（无热，7 分钟）、直流电（10～20mA，20 分钟）、超声（1.2～2.0w/cm²，15 分钟）、冲

击波（经典探头，1.0～3.0bar，3000点，每周一次）促进损伤修复。治疗过程中辅以营养神经等对症药物治疗。治疗1周后，患者左上肢运动功能未见明显增强；给予患者C3～C6脊髓信号欠均匀处局部超短波（无热，7分钟）、直流电（10～20mA，20分钟）、超声（1.5～2.0w/cm²，15分钟）、红光治疗（30cm，20分钟）等物理治疗修复脊髓损伤，进一步促进左上肢运动功能恢复；将左Erb's点处脉冲激光替换为红光治疗（30cm，20分钟）。逐渐将超声、磁疗、冲击波等物理治疗增加至最大剂量。治疗1个半月后，查体：左肩前屈、后伸肌力4级，外展肌力2级，左肘屈肘肌力4级，左肘旋后肌力2级，伸肘、旋前正常。患者出院。出院后于工作和生活中继续锻炼，近2个月后肌力完全恢复正常。

病例分析

臂丛神经损伤是由直接暴力或间接暴力所致的，临床表现为上肢感觉和运动障碍。可通过肌电图检测，明确损害部位、损害类型及严重程度，对制定治疗方案、估计预后和评价疗效均有重要意义。臂丛神经损伤后患者伤侧肢体功能受损，残疾率较高，预后较差，其治疗包括保守治疗和手术治疗。臂丛神经损伤患者的诊断最困难的是在于区别损伤部位在节前还是节后，对节前损伤的唯一治疗方法是及早进行神经移位，而对节后损伤除证实为完全性断离外，均有3个月左右的保守治疗观察期，过长与过短都不利于神经的再生。保守治疗主要包括应用营养神经药物，对损伤的患肢行综合的物理及康复治疗，以促进神经损伤修复，预防肌肉萎缩，保持关节活动度，最终促进患肢运动及感觉功能恢复。手术治疗主要为神经修复或转位。臂丛神经损伤的治疗有各式各样的方法，临床上应根据不同患者的具体情况选择合适的方式进行治疗，尽可能有效地恢复上肢功能。

脊髓型颈椎病（cervical spondylotic myelopathy，CSM）是以颈椎间盘病变为基本病理基础，相邻椎体节段后缘骨赘形成，压迫脊髓和/或支配血管，导致不同程度脊髓功能障碍的疾病。CSM 的诊断需结合临床表现和影像学检查等资料综合判断。CSM 的早期症状大多表现为下肢无力、步态笨拙，逐渐发展为双下肢协调性差，行走困难、易跌倒、双下肢踩棉花感，晚期出现痉挛性瘫痪；上肢运动障碍出现较晚，多单侧或逐渐发展为双侧麻木无力，活动不灵活；感觉障碍为一侧和/或双侧肢体从远端逐渐向近端发展，痛温觉较易受累，深感觉障碍不明显；括约肌功能受累较晚，最明显的体征是双下肢肌张力明显增高，四肢腱反射活跃或亢进，踝阵挛、髌阵挛阳性，病理反射阳性，Hoffmann 征单侧阳性更有意义，严重时双侧阳性，颈后伸位 Hoffmann 征可提高检查的阳性率；MRI 是评估脊髓病变的最佳影像手段，对早期发现 CSM 有重要意义；电生理学检查对 CSM 与运动神经元病、周围神经病的诊断是其他检查不可替代的。脊髓型颈椎病的治疗分非手术治疗和手术治疗。非手术治疗包括：颅骨牵引，颌枕带牵引等；脱水剂消肿、激素冲击治疗等；高压氧治疗，康复及物理治疗。手术指征：确诊且无手术禁忌证者，应手术治疗；对于椎管较宽而症状较轻者，可采取适当非手术治疗，定期随诊，无效或加重则手术治疗。

该例患者外伤伤及颈部、左锁骨上部及左冈下肌群，致左上肢感觉麻木、活动不能，颈椎 MRI 示为脊髓型颈椎病，在当地医院行保守治疗 50 天，运动功能无明显好转。来我院通过肌电图检测，诊断为左侧腋神经、肌皮神经重度部分性损害。入我院康复科第一周行左 Erb's 点及左冈下肌群局部超短波、直流电、脉冲激光、红光、超声、磁疗、冲击波，左上肢运动疗法、关节松动训练、作业疗法、手功能训练、低频电治疗、磁疗等综合的物理及康复治疗，效果不明显。第二周开始加入颈部物理治疗，左上肢肌力开始恢复，治疗 1 个半月，左上肢运动功能明显恢复。

病例点评

外伤致单侧上肢功能障碍，除考虑周围神经损伤外还应考虑脊髓损伤，治疗效果不佳时积极调整治疗方向，针对功能障碍的"多种"病因全面治疗。该患者于当地医院行保守治疗 50 天效果不明显；刚入院时只针对臂丛神经损伤进行治疗，恢复仍不明显，第二周加入颈部治疗后开始恢复，一个半月后效果显著，说明针对病因全面、综合治疗是关键。

（牟　宏）

病例 28
格林巴利综合征康复

病例介绍

患者男性，27 岁。患者着凉后出现发热，最高达 37.5℃，伴有咳嗽咳痰，2 天后出现四肢对称性麻木伴有活动不灵，症状由远端向近端发展，并逐渐加重，无头痛及头晕。发病 4 天后患者出现呼吸困难、饮水呛咳、咳痰费力、排尿无力，收入我院神经内科。查体：神清语明，右侧周围性面舌瘫，左上肢近端肌力 3 级，远端肌力 1 级，左下肢近端肌力 3 级，远端肌力 2 级，右上肢近端肌力 1 级，远端肌力 0 级，右下肢近端肌力 1 级，远端肌力 0 级，四肢肌张力正常。四肢腱反射消失，双侧巴氏征阴性。四肢远端袜套样改变（双上肢距肘关节 10cm，双下肢距膝关节 12cm），四肢痛温觉及运动觉、位置觉、振动觉减退。肌电图示双侧正中神经运动传

笔记

129

导速度正常、波幅降低；左侧尺神经运动传导速度正常、波幅降低；右侧尺神经感觉传导诱发电位未引出；左侧胫神经运动传导速度正常、波幅降低；右腓总神经运动传导速度减慢、波幅降低。诊断为格林巴利综合征。发病 7 天后患者出现病情加重，呼吸困难加重，进食困难，四肢肌力下降至 0 级，四肢末端及肌肉出现疼痛，查脑脊液：总蛋白 2049mg/L，细胞数 17×10^6/L，给予患者人免疫球蛋白（20g，每日 1 次静滴，共使用 5 天）冲击治疗、注射用鼠神经生长因子营养神经、吸氧、鼻饲饮食、下尿管等对症治疗。患者症状改善不明显，继续给予（注射用甲泼尼龙琥珀酸钠 500mg 每日 1 次静滴，共使用 5 天）冲击治疗。28 天治疗后，患者呼吸费力改善，可经口进食，自主排尿，无尿潴留，但运动功能恢复较慢，转入康复科。

【查体】 左上肢近端肌力 3 级，远端肌力 1 级，左下肢近端肌力 3 级。远端肌力 2 级，右上肢近端肌力 3⁻ 级，远端肌力 2⁻ 级，右下肢近端肌力 3 级，远端肌力 2⁻ 级。四肢肌张力正常，四肢末端有袜套样改变及疼痛。双侧肢体痛温觉、运动觉、位置觉减退，VAS 评分：8 分。肺通气功能及流速容量曲线测定百分比 87.5%。

【诊疗过程】 给予加巴喷丁胶囊 0.3g 每日 3 次、奥卡西平片 0.3 每日 2 次、氨酚羟考酮片 1 片每日 2 次缓解疼痛，给予注射用鼠神经生长因子、维生素 B1 片、甲钴胺分散片营养神经。给予四肢运动疗法、关节松动训练改善关节活动及促进肌力恢复。给予指伸肌、腕屈肌、胫前肌、腓肠肌低频脉冲电及针灸刺激促进肌力恢复。四肢远端感觉刺激促进四肢末端感觉功能恢复。经过 7 天的治疗后，四肢肌力较前恢复，自主活动度较前增加，疼痛较前减轻，VAS 评分为 4 ~ 6 分。给予增加双上肢作业疗法及手功能训练促进手功能恢复。给予运动疗法及关节松动训练增加至每日 2 次，给予

呼吸功能训练改善肺功能。治疗 27 天后患者四肢肌力增加：双上
肢近端肌力 3⁺级、远端肌力 3 级；双下肢近端肌力 3⁺级、远端肌
力 2 级。四肢轻触觉、针刺觉基本正常。疼痛 VAS 评分 3 分。继续
给予运动疗法、关节松动训练改善关节活动及肌力恢复，给予作业
疗法促进手功能恢复。给予功率自行车训练促进下肢肌力恢复。奥
卡西平片减至 0.1g 每日 2 次、加巴喷丁胶囊减至 0.3g 每日 1 次。
经过 45 天康复治疗后，患者日常生活能力显著提高，可自行刷牙、
洗脸、进食等日常活动，可自行行走，停用止痛药物。查体：无口
角偏斜及伸舌偏斜，四肢肌力 4 级。四肢痛温觉、运动觉、位置觉
恢复正常，四肢末端袜套样感觉及疼痛消失，坐位平衡 3 级，可自
行行走 500 米，ADL 评分：100 分。肺通气功能及流速容量曲线测
定百分比 92%。患者出院。

病例分析

急性炎症性脱髓鞘性多发性神经病即格林巴利综合征
（Guillain - Barre Syndrome，GBS）：主要损害周围神经，也可累及
颅神经。周围神经病理改变为水肿、充血、局部血管周围组织淋巴
细胞、单核巨噬细胞浸润、神经纤维出现节段性脱髓鞘和轴突变
性。即使经过积极治疗，仍有高达 20% 的患者有严重残疾，5% 的
患者死亡。多数患者起病前 1 ~ 3 周有呼吸道或胃肠道感染症状，
首发症状常为四肢远端对称性无力，很快加重并向近端发展，也可
以表现为自近端开始向远端发展，严重者可累及肋间肌和膈肌导致
呼吸麻痹。感觉障碍一般比运动障碍表现轻，表现为肢体远端感觉
异常和手套、袜套样感觉减退。有些患者可有很明显的疼痛，肌肉
可有压痛，颅神经损害以面神经麻痹最常见。GBS 为弛缓性瘫，腱

反射减弱或消失，病理反射阴性。多数病例病情发展迅速，4～15天内达高峰，90%以上患者的病情在4周内停止发展，1～2个月后开始恢复。本病常见的并发症是肺部感染、肺不张。

GBS诊断的最佳检查手段为脑脊液检查及肌电图检查：①发病2周后大多数患者脑脊液内蛋白增高而细胞数正常或接近正常，称为蛋白-细胞分离现象，为GBS的典型特征。脑脊液压力多正常。②肌电图检查：发病早期可能仅有F波或H反射延迟或消失，神经传导速度减慢，远端潜伏期延长，动作电位波幅下降或正常。

GBS治疗：即使在发达国家，仍有5%GBS患者死于并发症，如败血症、肺栓塞、心脏骤停等，可能与自主神经功能障碍有关，因此治疗早期需要对这些并发症进行预测。卧床期间加强护理，患肢处于功能位，早期进行康复训练，防止肢体挛缩、畸形。

（1）血浆置换法：在初始治疗中，对不能行走的患者，使用血浆置换是有效的，起病的2周内使用效果更好。2次血浆置换就可以得到很好的治疗效果，但是重症患者至少需要4次才能有效。

（2）免疫球蛋白法：起病的2周内且不能独立行走的GBS患者，使用免疫球蛋白能得到同使用血浆置换一样的效果。

（3）激素治疗：无论是中等或大剂量糖皮质激素单用在GBS患者的功能恢复、缩短呼吸机使用时间和降低死亡率等方面与安慰剂对比无显著差异，目前在GBS的治疗中几乎不再应用激素。

（4）其他治疗：急性期给予足量的B族维生素和其他神经营养药物。

（5）康复训练：受累肢体各个关节的主被动活动，应用物理因子促进神经再生，神经肌肉电刺激、肌力训练等促进肌力恢复。运动疗法及关节松动训练有效地帮助患者各个关节活动，防止关节粘连、肌萎缩及下肢血栓形成。通过冷热痛等感觉刺激促进患者感觉功能恢复。低频电刺激、针灸促进肌力恢复。功率自行车主动练习促进肌力增加。

病例点评

1. 患者为青年男性，无基础疾病，GBS 为周围神经损伤，无异常模式，可以在患者可耐受情况下加大运动量，促进恢复。

2. 对于该疾病疼痛明显的患者给予止疼药物，随着运动功能的改善，疼痛也会逐渐减轻，随时调整止疼药物，注意避免药物的耐受及不良反应。

3. 患者早期有呼吸困难，注意进行肺功能评价，给予呼吸功能训练，改善肺功能。

（张召玄）

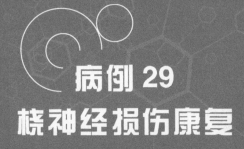

病例 29
桡神经损伤康复

病例介绍

患者男性，15 岁。外伤后于当地医院行 X 线检查提示右尺骨鹰嘴处骨折，行骨折内固定及肌腱神经修补术治疗，术后出现屈腕活动受限、屈肘、伸肘受限，伴切口疼痛。术后 2 个月来康复科门诊就诊。

【查体】右上肢远端屈肌肌力 3⁺级，其余肢体肌力 5 级。关节主动活动度评定：右肘关节屈曲 0°～85°，伸展 0°～60°，右腕关节：屈曲 0°～40°，伸展 0°～50°。肌电图示右拇短展肌及小指展肌可见失神经电位；右尺神经 SCV（感觉神经传导速度）未引出、MCV（运动神经传导速度）正常低限，波幅下降；右正中神经 SCV、MCV 正常。提示①右尺神经部分损害；②右正中神经轻度

笔记

损害。

【诊疗过程】给予营养神经、止痛等对症治疗。并辅以右前臂手术瘢痕脉冲激光治疗（400～500mw 10分钟）每日1次，超声波导入治疗（1.0～2.0w/cm² 20分钟）每日1次、蜡疗（关节松动训练前）每日1次、关节松动训练每日1次。右手功能治疗：作业疗法每日1次、手功能训练每日1次。治疗2周后，右前臂手术瘢痕处疼痛基本缓解；右上肢远端肌力提高：屈腕肌、拇短展肌、小指展肌肌力4级；右肘关节活动度改善不明显。持续治疗1个月，肘关节受限仍无明显改善，于骨科行右肘关节粘连松解术。因术前有明确的尺神经和正中神经损伤，故采用肘关节桡侧入路。术中采取钝性分离、松解关节窝和关节盘之间的粘连，以改善髁状突活动度。术后患者出现右手背麻木，握拳抬腕费力等桡神经损伤的表现；右肘部伸侧手术切口疼痛、肿胀明显。术后出现明显桡神经支配的运动、感觉障碍，考虑与术中钝性分离对周围组织挤压及灌洗液渗漏至关节周围组织产生的肿胀压迫有关。

松解术后第3天由骨科转回康复科病房，右肘被动关节活动度明显改善：屈曲0°～120°，伸展0°～40°，右手抬腕受限，握拳抬腕0°～30°。右手MMT（徒手肌力评定）肌力3级。继续营养神经、缓解疼痛治疗；右肘伸侧切口部位紫外线治疗［中红斑（中值）］、脉冲激光治疗（400～500mw，10分钟）。行右肘1级手法关节松动训练每日1次、作业疗法每日1次、手功能训练每日1次。2周后切口仅有轻微肿痛、切口愈合良好，顺利拆线；3周后肿痛基本缓解。术后27天复查肌电图（本院，2010年8月9日）示右伸拇长肌、右指伸肌可见失神经电位，无MUP（运动单位电位），右桡神经MCV未引出。提示右桡神经完全损害，右正中神经轻度损害，右尺神经部分损害。调整治疗方案如下：增加右肘超声

笔记

波导入治疗（1.0～2.0w/cm²，20分钟）每日1次、蜡疗（关节松动训练前）每日1次、右指伸肌低频脉冲电治疗（电流达耐受最大量，20分钟）每日1次；作业疗法每日1次、手功能训练每日1次。嘱患者强制性使用右手完成日常生活中的各项事物，促进其功能恢复。治疗4个月后，功能明显改善：右腕主动背伸0°～60°，掌屈0°～80°，右手指伸肌及伸腕肌肌力5⁻级，右手可独立、顺畅完成日常生活事物，且可轻松地使用右腕进行投篮练习。患侧肘关节活动度无明显进展，结合以肘关节伸展受限为主，故嘱其除手法康复治疗外，予以小剂量、长时间（可耐受的最长时间，单次不短于1小时）持续外固定支具牵伸，巩固日间右肘关节松动训练后达到的角度。效果明显，2个月后查体：右肘主动屈曲0°～95°，伸展0°～-30°，右手功能基本恢复，患者及家属对康复疗效满意出院。

病例分析

　　神经再生速度缓慢，且功能恢复受患者年龄、损伤情况、损伤部位、手术时机及手术方式等影响。正中神经受损时，患者可能会存在不同程度的感觉及活动障碍。感觉障碍以拇指、食指和中指的远端最为显著。运动障碍则主要表现为手臂不能旋前，屈腕能力减弱，拇、食指不能屈曲，拇指不能对掌等。桡神经的解剖位置从臂丛神经的后束发出，故桡神经出现损伤后，常常表现为伸腕、伸指和前臂旋后等运动障碍，甚至由于腕伸肌瘫痪而导致腕下垂。肌电图提示神经完全损伤的诊断标准：相应神经根或其分支支配肌群针电极出现大量的失神经电位（如纤颤电位、正向电位）、无复合动作电位、运动传导速度和感觉传导速度无法测出。术后27天，患侧伸腕、伸指无力，肌力3级，肌电图提示桡神经完全性损伤，考虑与针电极、表面电极等记录电极的位置精确度有关，故而未能采集到刺激电极发出神经传导冲动引起记录电极产生的运动神经电位和感觉神经电位，造成了临床体征与客观检查不相符合。分辨神经损伤部位采用多种物理因子、配合针对性强的手法训练综合治疗，加速神经修复，提高患肢远端肌力、恢复手的精细功能，最终临床上取得良好的疗效。

病例点评

1. 右肘关节粘连严重，经系统康复治疗一个疗程，效果不佳，及时请骨科评估，行外科手术介入治疗，病情得到明显改善。术后继续系统康复治疗，辅以小剂量、长时间的外固定支具，关节活动度进一步显著改善。

2. 经过系统、正规的康复治疗，即使严重的神经损伤，甚至是完全损伤，也不是不能百分之百恢复。

（舒湘宁）

笔记

病例 30
难治性面神经炎康复治疗

病例介绍

患者女性，19 岁。因右侧抬眉不能、眼睑闭合不全、示齿口角左偏 83 天入院。发病后患者曾于诊所行患侧面部及耳后针灸、口服中药（具体种类及剂量不详）治疗 6 周、常规物理治疗 20 天，效果欠佳。

【既往史】 患者发病前 1 周行胸腺瘤切除手术。

【查体】 右侧眼裂增宽，右侧鼻唇沟变浅，右侧抬眉、耸鼻及龇牙均减弱，右眼睑闭合不全，右鼓嘴漏气，示齿口角偏向左侧，右耳后乳突部压痛（＋），Sunnybrook（面神经评定系统）评分：34 分。完善面部肌电图示右侧面神经颞支完全性损害，右侧面神经颧支、颊支重度部分损害。

【**诊疗过程**】给予患者营养神经药物治疗；右乳突部物理因子治疗：超短波（无热量，7分钟，每日1次）、紫外线（中红斑中值每日1次）、超声波导入（1.0～1.5w/cm² 10分钟，每日1次）、激光（连续式，450mw，5分钟，每日1次）及磁热疗法（20分钟，每日1次）联合治疗减轻神经根水肿，促进神经损伤修复；右面部物理因子治疗：激光（连续式，450mw，5分钟，每日1次）、直流电（维生素B1导入，右面和颈部8～12mA，20分钟，每日1次）、电子生物反馈（右额肌、右提上唇肌、右鼻翼旁肌和口轮匝肌各30分钟，每日1次）联合治疗促进面部表情肌运动功能恢复。

治疗20天后右眼睑闭目、耸鼻、鼓嘴、龇牙等力量明显提高，右抬眉力量略改善。治疗40天后患者出现右侧眼周和口周肌肉的联动及轻度痉挛，给予右乳突和额面部的冲击波治疗：右乳突（经典探头，2.0bar，3000点，每周1次）和右额面部（表面探头，2.0bar，3000点，每周1次）治疗，缓解面肌联动及痉挛。治疗3个月后患侧眼周、口周肌肉的联动程度减轻；痉挛发作的频次减少。

治疗5个月后发现患者右侧眼裂逐渐变窄，考虑与眼轮匝肌痉挛有关；给予眼周冲击波对症治疗：右眼轮匝肌（表面探头，1.0～2.0bar，100～1000点，每周1次），治疗6个月后局部痉挛明显缓解。后续治疗过程中，逐渐调整物理因子治疗剂量：右乳突和面部的激光（连续式，500mw，各6分钟，每日1次）、右乳突冲击波（经典探头，2.0～2.8bar）、右面部冲击波（经典探头，2.0～3.0bar）、右面部红光治疗（35cm，20分钟，每日1次）、直流电（维生素B1导入，右面和颈部，12mA，20分钟，每日1次）、右乳突超声波导入（1.5～2.0w/cm²，10分钟，每日1次）。坚持治疗10个月后查体：右侧眼裂基本正常，右侧鼻唇沟略浅，右侧抬眉、耸鼻及龇牙均基本正常，右眼睑闭合完全，右鼓嘴漏气，示齿口角略左偏，右耳后乳突部压痛（－），Sunnybrook 评定 69 分。复查面部肌电图示右侧额肌、提上唇肌、口轮匝肌仍可见失神经电位；但右侧面神经颞支、颧支、颊支 MCV 波幅及传导速度较前明显提高（表 2）。

表 2　治疗前后肌电图检查对比

	入康复科时	治疗 10 个月
患侧面部肌肉 失神经电位	＋	＋
颞支 MCV	未引出	潜时 3.20ms、波幅 0.592mV、速度 30.31m/s
颧支 MCV	潜时 4.05ms、波幅 0.301mV、速度 23.45m/s	潜时 3.10ms、波幅 4.021mV、速度 30.64m/s
颊支 MCV	潜时 4.20ms、波幅 0.033mV、速度 21.42m/s	潜时 3.750ms、波幅 0.709mV、速度 27.46m/s
肌电图 总体评价	患侧颞支完全性损害，颧支、颊支重度损害	颞支、颧支、颊支部分损害

病例分析

特发性面神经麻痹的年发病率为 11.5～53.3/10 万人，是神经内科常见病。男女均可发病，男性略多，可发生于任何年龄，以 20～40 岁多见。患者的预后与年龄有关，儿童及青年患者较年老患者疗程短、预后好、后遗症发生率低。面神经水肿为其早期主要的病理改变，同时可有茎乳孔和面神经管内神经髓鞘或轴突变性，茎乳孔有自发性疼痛及压痛，面神经内压的升高与神经水肿有关。面神经损伤的早期大多为生理性或功能性麻痹，为可逆性传导阻滞，此时积极治疗可促进功能恢复。

一般于发病后2周开始恢复，大多数于1~3个月内好转康复，有的需要6~12个月，也有一部分患者不能彻底恢复，6个月以上无恢复迹象者预后较差。肌电图检查可提供预后估计。面神经炎的临床表现为：①茎乳突孔或以下部位受损，临床表现为面部表情肌运动功能障碍，额纹消失、眼裂增大、鼻唇沟平坦、口角下垂，示齿时口角歪向健侧。②面神经鼓索和镫骨肌神经受累，临床表现为面部表情肌麻痹，还伴有舌前2/3味觉减弱或消失及听觉过敏。③膝状神经节受累，岩浅大神经也可受累，临床表现为面瘫，舌前2/3味觉丧失，听觉过敏，泪腺分泌减少或消失。

患者经合理治疗后约90%的患者预后较好，而10%的患者会留下后遗症，出现面肌痉挛、病理性面肌联带运动及鳄鱼泪征等后遗症，高龄、发病时面神经损伤重、受损节段高、糖尿病患者血糖控制不佳、治疗延迟及治疗方法单一是容易留下后遗症的影响因素。针对影响特发性面神经麻痹预后的危险因素，尽早采取相应的适当的治疗和干预措施，有利于提高临床治疗效果。

该患者的面神经瘫痪严重、恢复较慢，经10个月治疗仍有后遗症，与下列因素有关：①患者发病前曾行胸腺瘤切除手术，有明确的免疫力低下病史；②病后未及时经过系统、正规治疗，造成面神经根水肿时间长、面神经受损严重。

病例点评

1. 对于神经损伤较重，恢复较慢的患者要完善肌电图检查，评价损伤程度，判断预后。

2. 长时间综合应用电、光、声、磁、热等物理因子治疗、辅以主－被动相结合的运动训练，加之患者及家属的心态平和、积极全力配合，受损严重的神经显著改善，虽然是难治性面神经炎最终仍取得了良好的临床效果。

（舒湘宁）

病例 31
面神经炎康复治疗

　　患者女性，43岁。患者着凉后出现左侧抬眉无力，示齿口角右偏，就诊于我院神经内科，考虑面神经炎，给予醋酸泼尼松片减轻神经水肿、营养神经等药物治疗2天后症状未见明显改善来康复科就诊。

　　【查体】左侧额纹、鼻唇沟变浅，左眼睑可闭合，左侧抬眉及耸鼻、鼓腮、示齿力弱，示齿口角偏向右侧，耳道及周围未见红肿、疱疹，Sunnybrook评分：35分。入我科后继续给予减轻神经水肿、营养神经等药物治疗，物理治疗为左耳后紫外线治疗（中红斑中值，每日一次），左面部及耳后超短波治疗（无热，7分钟，每日一次）。治疗第6天患者面瘫有所加重，查体：左侧抬眉及耸鼻不能，左眼睑不能闭合，鼓腮、示齿右偏，示齿口角偏向右侧，Sunnybrook 评分：18 分，因左耳后出现脱屑停用紫外线治疗，增加左侧额肌及眼轮匝肌、颊肌、口轮匝肌低频电（30 分钟，每日一次），左面部超声波导入治疗（$1.0w/cm^2$，10 分钟，每日一次），左耳后超声波导入治疗（$1.0w/cm^2$，5 分钟，每日一次），左面部直流电治疗（10～20mA，20 分钟，每日一次），冲击波治疗（左耳后：经典探头，1.0～3.0bar，1000 点；左面部：表面探头，2.0bar，2000 点，每周一次）。嘱患者自行练习抬眉、闭眼、耸鼻、鼓腮、示齿五个动作，促进面部功能恢复。患者面神经功能逐渐好转，治疗 10 天后患者 Sunnybrook 评分：24 分，增加左耳后脉冲激光治疗（500mw，10 分钟，每日一次）。治疗 20 天后，查体：左面部可进行抬眉及耸鼻动作，左眼睑可闭合，鼓腮、示齿力较右侧弱，示齿右偏，Sunnybrook 评分：39 分。治疗 40 天后查体：患者可完成抬眉及耸鼻动作，左眼睑可闭合，鼓腮、示齿力较右侧略弱，示齿基本居中，Sunnybrook 评分：68 分，左侧面部功能改善出院。

病例分析

面神经炎是以面部表情肌群运动功能障碍为主要特征的一种疾病。常为急性起病，任何年龄均可发病，但以 20～40 岁最多见，男性较多于女性。可伴耳后乳突区、耳内或下颌角疼痛，多为单侧，偶见双侧。面神经炎的常见病因为：①感染性病变，多由潜伏在面神经感觉神经节病毒被激活引起；②耳源性疾病，如中耳炎；③自身免疫反应；④肿瘤；⑤神经源性；⑥创伤性；⑦中毒，如酒精中毒，长期接触有毒物；⑧代谢障碍，如糖尿病、维生素缺乏；

⑨血管机能不全；⑩先天性面神经核发育不全。

临床表现为病侧面部表情肌瘫痪，前额皱纹消失、眼裂扩大、鼻唇沟平坦、口角下垂。在微笑或露齿动作时，口角下坠及面部歪斜更为明显。病侧不能作皱额、蹙眉、闭目、耸鼻、鼓气和噘嘴等动作。鼓腮和吹口哨时，因患侧口唇不能闭合而漏气。进食时，食物残渣常滞留于病侧的齿颊间隙内，并常有口水自该侧淌下。由于泪点随下睑外翻，使泪液不能按正常引流而外溢。静止检查包括：茎乳突、额部、眼、耳、面颊、口、舌。运动检查包括：抬眉运动、皱眉、闭眼、耸鼻、示齿、噘嘴、鼓腮。

面神经炎的治疗：

（1）非手术治疗。原则：促进局部炎症、水肿及早消退，并促进神经功能的恢复。①对于周围性面神经麻痹，如为病毒感染可用抗病毒、营养神经、糖皮质激素、B族维生素等药物；②保护暴露的角膜及预防结膜炎，可用眼罩，眼药水、眼药膏等；③按摩，用手按摩面瘫面肌，每日数次，每次 5~10 分钟；④物理疗法，常用的有超短波、低中频电疗、直流电、激光、药物导入等，冲击波治疗周围神经病变也具有良好的疗效。冲击波可以改善微循环，抑制炎症反应、促进神经功能恢复，有望成为治疗面神经炎的新疗法；⑤针灸治疗。

（2）手术治疗。在保守治疗 3 个月后面神经麻痹仍未恢复，测定面神经传导速度及面肌肌电图检查均无反应即无电位活动者，可采用外科手术治疗。

病例点评

1. 患者治疗第 6 天时面部功能障碍加重，此为面神经炎自然病程，后开始逐渐好转，向患者做好解释。

2. 物理因子治疗有改善局部循环、兴奋神经肌肉的作用，配合激素减轻神经根水肿及营养神经药物，为面神经炎非手术治疗中必不可少的手段。

3. 恢复期可嘱患者自行练习抬眉、闭眼、耸鼻、鼓腮、示齿五个动作，促进面部功能恢复。

（王　琦）

病例 32
肩袖损伤术后活动受限的
康复治疗（1）

病例介绍

患者男性，66 岁。外伤后肩部着地致左侧肩袖大面积撕裂入骨科。伤后患者左肩剧痛难忍，几乎不能活动。入院查体：神清语明，左肩略肿胀，皮温略增高，冈上肌止点压痛（＋），VAS 评分：8 分。左肩主动活动度：前屈 0°～15°，后伸 0°～20°，外展 0°～10°。骨科给予患者行关节镜下肩袖损伤修补术，术后 12 天患者疼痛及活动度无明显改善转入康复科。

【查体】神清语明，左肩略肿胀，皮温略增高，冈上肌止点压痛（＋），VAS 评分：8 分。左肩主动活动度：前屈 0°～15°，后伸 0°～20°，外展 0°～10°。

【诊疗过程】给予患者左肩部脉冲短波、超声波（1.0w/cm^2）、脉冲激光缓解左肩疼痛；无痛范围内被动关节松动训练改善左肩关节活动度。术后 1 个月，患者左肩疼痛缓解，但仍有活动受限，查体：左肩无肿胀，皮温正常，冈上肌止点压痛（＋），VAS 评分：1分。左肩主动活动度：前屈 0°～60°，后伸 0°～25°，外展 0°～60°。患者左肩疼痛缓解，被动活动度正常，但主动活动仍然受限，考虑患者肩袖损伤面积较大，给予患者复查左肩 MRI 提示冈上肌腱局部显示不清，存在长 T_2 信号影（图 28）。请骨科会诊，转入骨科行左侧肩袖肌腱二次修补术。

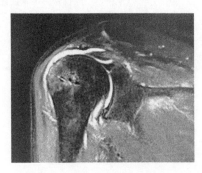

图 28　左肩 MRI（第一次术后 1 个月）冈上肌腱
局部显示不清，存在长 T_2 信号影

　　二次术后 18 天，患者仍有左肩疼痛及活动受限再次转入康复科，查体：左肩无肿胀，皮温正常，冈上肌止点及肩胛骨外侧缘压痛（＋），VAS 评分：5 分。左肩主动活动度：前屈 0°～35°，后伸 0°～25°，外展 0°～40°。肘上 10cm 周径（L 28cm，R 30.5cm），左上肢肌力 4⁻ 级。治疗同前，考虑患者左上肢存在肌肉萎缩，增加冈上肌、冈下肌、肱二头肌低频电治疗改善肌力，冈上肌止点处红光及冲击波（经典探头，1.0～2.0bar）治疗缓解疼痛。二次术后 5周，患者左肩疼痛缓解，关节活动度较前轻微改善。考虑患者病程进入慢性期，增加超声波至 $1.5w/cm^2$、冲击波至经典探头 2.5～3.0bar，并增加中频电、微电流治疗。二次术后 3 个月，患者左肩

主动活动仍然受限，再次给予患者复查左肩 MRI 提示冈上肌腱 T_2 信号增高（图29）。考虑患者冈上肌局部仍有渗出，暂停中频电、低频电治疗，降低超声波剂量至 $1.0w/cm^2$、冲击波至经典探头 1.5bar，暂停患者主动训练左肩以减轻局部肌腱水肿。二次术后 4 个半月，患者左肩主动活动度明显改善。查体：左肩主动活动度：前屈 0°～170°，后伸 0°～50°，外展 0°～100°。

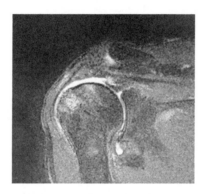

图29　左肩 MRI（二次术后 3 个月）冈上肌腱 T_2 信号增高

病例分析

　　肩袖肌群由冈上肌、冈下肌、肩胛下肌及小圆肌组成，其肌腱止于肱骨大、小结节及部分外科颈部，主要功能是上臂外展过程中使肱骨头向关节盂拉近，维持肱骨头与关节盂的正常止点关节。肩袖损伤的主要临床表现为肩痛、肩部活动受限（外展为主）及肌肉萎缩。肩袖损伤的治疗方式为：压痛点给予封闭后，患者可主动将上臂外展至 90°并保持不动，则表明为部分损伤、不完全断裂或未断裂，应采用非手术治疗；若封闭后，仍不能主动外展或不能保持被动外展体位，则表明损伤严重或完全断裂，即应考虑手术治疗。在非手术治疗中，康复治疗是非常必要的，其主要原则为缓解关节

笔记

疼痛、增加关节活动度。治疗方案包括①物理因子治疗：超短波、超声波、低能量激光疗法、低频电、中频电等；②以无痛为原则的运动疗法：关节活动度训练、盂肱关节向心性或离心性肌力训练等。运动训练是改善或恢复功能不可缺少的重要环节，应贯穿于治疗的始终。

病例点评

1. 针对肩袖损伤的患者，急性期损伤局部采用低剂量超短波、超声波、脉冲激光等物理治疗因子联合治疗，可短时间内有效缓解疼痛，改善症状。

2. 若患者肩部疼痛缓解，被动活动度正常，患者仍不能主动外展，提示损伤严重，应及时给予患者复查 MRI，请骨科会诊是否需要进一步手术治疗，避免漏诊。

3. 经过治疗疼痛症状虽然缓解，但患者关节活动仍然受限，可能是由于部分患者对疼痛不敏感，局部仍有炎症和渗出，复查 MRI 非常必要，有助于指导后续治疗。此时，应避免采用低频电和中频电治疗，避免局部肌肉收缩过多加重渗出和水肿，应以减轻炎症和促进修复为治疗原则，加速患者主动活动度的恢复。

（康　楠）

病例 33
肩袖损伤术后活动受限的
康复治疗（2）

病例介绍

患者女，44岁。患者外伤后出现双侧肩关节、颈部、右足踝疼痛伴活动受限，保守治疗效果不佳，于发病5个月后行关节镜下左肩探查清理、肩袖撕裂修补术，术后对症给予抗炎、止痛、促进损伤修复等药物治疗，于术后18天转入康复科进行康复治疗。

【查体】神志清楚，左侧肩关节略肿，局部皮温、皮色正常，肩关节前、外侧压痛（＋），关节主动活动度受限（前屈：0°～30°，后伸：0°，外展：0°～10°）。右肩关节未见明显肿胀，局部皮温、皮色正常，肩关节前、外侧压痛（＋），关节主动活动度受限（前屈：0°～120°，后伸0°～30°，外展：0°～90°），双侧桡动脉搏

151

动对称，双上肢肌力 5 级，双肩周围感觉减退，余肢体深浅感觉未见明显异常。

【辅助检查】左肩关节 MRI 示左肩关节轻度退变，肩周软组织肿胀。右肩关节 MRI 示右肩关节肩峰下滑囊及肱二头肌长头腱腱鞘内少量积液。

【诊断】运动障碍（双肩），左侧肩关节冈上肌撕裂，左肩关节肱二头肌肌腱炎，关节镜下左肩探查清理、肩袖撕裂修补术后，右肩关节积液。

【诊疗过程】给予盐酸氨基葡萄糖营养关节软骨、马栗种子提取物片消肿等药物治疗。行脉冲激光（左肩关节前、外侧，450mw，10 分钟），左肩超短波（无热，7 分钟）、超声波（0.8w/cm^2）、关节松动训练（无痛范围内）；右肩紫外线、超短波、超声（1.0w/cm^2），中频电（左肩关节前、后），直流电镁离子导入法、关节松动训练（无痛范围内）缓解疼痛不适，改善关节活动度。治疗 20 天后，患者疼痛明显好转，将左肩关节脉冲激光改为红光（左肩前、外侧，30cm，20 分钟），超声波（逐渐调至 2.0w/cm^2）。患者术后在康复科治疗两月余，双肩关节疼痛及关节活动受限均有所改善，查体：双肩关节无明显压痛，左肩关节关节活动度（前屈：0°~60°，后伸：0°~10°，外展：0°~50°）。右关节主动活动度（前屈：0°~150°，后伸 0°~35°，外展：0°~150°），患者病情明显好转出院。

病例分析

肩袖撕裂是中老年人群常见疾病，90% 以上发生于冈上肌腱。肩袖撕裂分为部分撕裂和全层撕裂，慢性肩峰下撞击、退变、外伤等为造成肩袖撕裂主要原因。肩袖撕裂患者的 MRI 检查重要的是评价肩袖和周围的结构，分析撕裂的大小、韧带的边缘、肌肉的萎缩和骨质的改变。

　　肱二头肌肌腱炎：又称为肱二头肌长头肌腱损伤，此病是以肩前部疼痛为主要症状，活动时疼痛加重，尤其以肩关节外展外旋位做肘关节伸屈活动则疼痛更为明显的常见病，多与外伤有关。肱二头肌长头腱细长，起于肩胛骨的盂上粗隆，经肩关节上方关节囊内，至狭窄的结节间沟内滑动，肌腱自起点至肌腹之间经过一段曲折径路，在肩关节旋转、旋前、旋后、外展、后伸肘，肌腱受到不间断的牵拉，摩擦易受损伤而导致肌腱腱鞘炎。

　　本例中左肩应用脉冲激光可对组织产生刺激、激活、光化作用，改善组织血液循环，从而改善左肩关节局部软组织肿胀情况；无热量超短波适用于急性炎症的早期显著水肿或血液循环障碍的部分，对于左肩肿胀情况适用，可缓解患者疼痛症状；超声波具有解除肌痉挛同时镇痛的效果。右肩部积液，给予紫外线、中频电、超短波、超声波可消炎、镇痛改善局部血液循环；直流电镁离子导入疗法促进局部小血管扩张、改善血液循坏，软化瘢痕、松解粘连，改善肩部活动受限情况。两肩部均应用运动疗法，改善肩关节活动度。

🩺 病例点评

　　1. 患者伤后 5 个月行手术治疗，病程长，组织粘连破坏明显，加大了康复的难度。

　　2. 患者入康复科时疼痛明显，尽量选择无热量治疗，超声控制较小量（1.0w/cm² 以下），否则会加重炎症反应，疼痛及肿胀加重，待患者急性期过后，给予热疗，增加超声剂量（2.0w/cm² 以下），可以松解组织粘连，改善活动度。

（张　瑜）

病例 34
骨折延迟愈合的康复治疗

病例介绍

患者女性，45 岁。车祸伤及右小腿，出现右下肢疼痛、肿胀、活动受限，立即就诊于我院急诊，完善右侧胫腓骨 3D－CT 示右侧胫腓骨下段骨质不连续，断端错位，周围软组织肿胀（图 30）。1 周后在全麻下行胫腓骨骨折切开复位内固定术示：右侧胫腓骨给予钢板、钢钉固定（图 31），术后给予抗炎、踝部支具固定等治疗，仍遗留右踝肿胀、疼痛、活动受限。术后 5 个月，因骨折愈合欠佳、右踝活动受限，收入康复科病房。

【查体】轮椅推入，不能步行，右下肢肌肉萎缩，右小腿下段前方可见长约 10cm 手术瘢痕，右踝肿胀，右内、外踝压痛（＋），双下肢周径，踝关节水平（L 27cm，R 28cm）、膝下 10cm 水平

（L 34cm，R 30.5cm）、膝上 10cm 水平（L 44.5cm，R 41.5cm），右踝主动背伸 0°、右踝主动跖屈活动度 5°～15°，右侧足背动脉搏动正常。

【诊疗过程】综合给予药物、物理治疗、康复手法等多种治疗方法。

1. 药物治疗：钙尔奇 D_3 片 600mg 每日一次口服，骨化三醇胶囊 0.25μg 每日一次口服，阿仑膦酸钠片 70mg 每周一次口服。

2. 物理治疗：紫外线（右踝肿胀处，中红斑中值）每日一次、脉冲短波（右踝）每日一次、超声（右踝关节间隙处 1.0～2.0w/cm^2、15 分钟）每日一次、超声（右跟腱 1.5～2.0w/cm^2，15 分钟）每日一次，低频电治疗（右侧股二头肌、右侧股四头肌、右侧胫前肌、右侧腓肠肌、右侧腓骨长短肌）每日一次，固定超声（骨折局部 45mw/cm^2、20 分钟）每日一次，冲击波（右胫腓骨骨折处、右跟腱、右踝关节，经典探头，1.0bar，2000 点每周一次起始，逐渐增至深部探头，4.5bar，6000 点，每周二次）。

3. 康复手法治疗：关节松动训练（右踝）每日一次、牵伸疗法（站斜板）、踩体重秤（坐位）、扶拐站立练习、扶拐步行练习等。

经过 6 个月的治疗，右侧胫腓骨 DR 正侧位片示患者骨折基本愈合（图32），能够扶拐室内短距离步行，右踝肿胀减轻，右内、外踝压痛减轻，双下肢周径：踝关节水平（L 27cm，R 27.5cm）、膝下 10cm 水平（L 34cm，R 33.5cm）、膝上 10cm 水平（L 44.5cm，R 44cm），右踝主动跖屈活动度 0°～40°，右踝主动背伸 0°～15°。

病例分析

　　骨折超过预期时间没有愈合，被称为延迟愈合或骨折不愈合，其诊断标准（美国骨科医师学会）为：骨折后至少 9 个月仍未愈合，或者连续动态观察 3 个月，未见到骨折有明显的愈合征象。

　　骨折延迟愈合和不愈合的全身因素有高龄、慢性疾病（如糖尿病、骨质疏松等）、吸烟、过度饮酒、营养不良、血管疾病、长期应用某些药物（如非甾体类抗炎药、激素、抗血小板药物等）。骨折延迟愈合和不愈合的局部因素主要有血供、感染、骨折端稳定性、骨折端接触情况、骨缺损、局部软组织损伤、骨折断端软组织嵌入、成骨因子缺乏、医源性因素（反复多次的手法复位、切开复位时切除骨膜过多、内固定物选择不当、骨折固定不牢固、不恰当的功能训练）等。

　　不同骨折部位骨折不愈合的发生率存在较大差异。胫骨中下段骨折由于其解剖结构比较特殊，容易因为供血状况差出现愈合延迟。骨折延迟愈合的诊断主要根据 X 线片所见。典型的 X 线片表现有骨痂间骨小梁不连续、骨折端存在间隙、骨折端硬化、髓腔封闭、骨折端萎缩、骨质疏松、内固定断裂松动、假关节形成等。

　　外科治疗（植骨术、外固定器、带血管蒂肌骨瓣移植、髓内钉动力化等）是骨折延迟愈合的主要治疗方法。内科药物治疗（骨肽、生长因子等）、中医治疗（手法复位及中药治疗）、物理治疗（高压氧、超声波、体外冲击波、电刺激、低强度脉冲等）是目前应用较多的骨折延迟愈合辅助治疗方法。

笔记

应用冲击波治疗骨折不愈合及骨折延迟愈合，可产生明显效果，且此方法无创伤，相对经济、方便，并发症发生率低。目前对体外冲击波促进骨折愈合或治疗骨折延迟愈合的机制尚不明确。有研究显示：经体外冲击波治疗，硬化的骨端可产生微小新鲜骨折，这些骨折块散在分布，可填充于骨折断端的间隙，从而促使骨折间隙变窄，使骨折端最终实现桥接，而骨端的局部创伤会形成出血及血肿，其表现类似新鲜的骨折，可以再次启动新鲜骨折的创伤，激发炎症和血管反应，而大量新生毛细血管长入后，可带来大量细胞因子和生长因子，对细胞增殖与分化及新骨的形成，都有着诱导和调节作用，刺激骨痂继续生长。

病例点评

1. 患者为胫腓骨下段骨折，多块骨折碎片，周围软组织损伤严重，临床常见延迟愈合，冲击波治疗时应在可耐受范围内给予较大剂量（深部探头），促进愈合。

2. 适时、适量增加局部负重，适当的压力负重可加速骨折愈合。

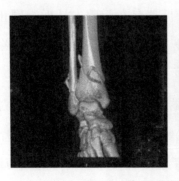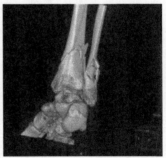

图 30：车祸后患者右踝 3D – CT

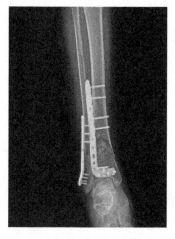
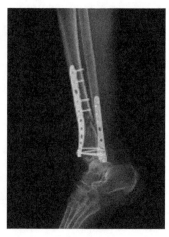

图31 右侧胫腓骨 DR 正侧位片（手术后）

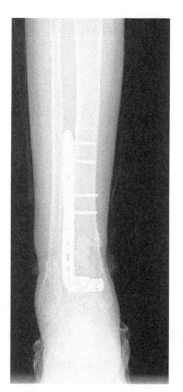
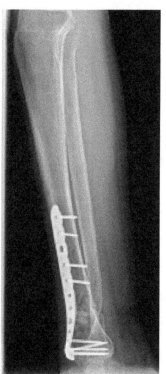

图32 右侧胫腓骨 DR 正侧位片（康复治疗 6 个月后）

（王晓青）

病例 35
骨盆骨折的诊治

病例介绍

患者女性，78岁。无明显诱因出现右侧肢体活动不灵，伴言语不清，颅脑MRI示左侧基底节近期梗死灶，患者病情平稳后，于发病第21天，转入康复科继续治疗。

【既往病史】高血压病史5年，血压最高达190/100mmHg，长期口服珍菊降压片降血压，血压控制在130～140/80～90mmHg

【查体】体温36.4℃，脉搏70次/分，呼吸18次/分，血压126/78mmHg，神志清楚，查体合作，言语尚清，右侧鼻唇沟变浅，示齿口角左偏，伸舌右偏，右上肢近端肌力2级、远端肌力1级，右下肢近端肌力3级、远端肌力2级，四肢肌张力正常。Babinski征（L－，R＋），右侧指鼻试验、跟膝胫试验均无法配合。

Brunnstrom 分期：右上肢 2 期、右手 2 期、右下肢 3 期，ADL 评分：45 分（Barthel 指数），无法站立及行走。

【诊疗过程】综合给予药物、物理治疗、康复手法等多种方法于康复科治疗 1 月余时，患者肢体功能较发病时改善，能够独坐、可在扶持下短时间站立。于床旁独自坐位时不慎摔倒于地，右臀部着地，右大腿近端、腹股沟区疼痛，给予完善骨盆 DR 正位片示骨盆未见明显异常，骨质疏松。给予疼痛局部超短波（无热量，每日一次）、超声（1.5w/cm²，15 分钟，每日一次）、脉冲激光（500mw，10 分钟，每日一次）等物理治疗 1 周后，局部疼痛仍无明显改善，为进一步明确疼痛原因，给予完善双髋关节 CT 示右侧耻骨下肢骨折，骶骨骨折不除外，骨盆骨质疏松（图 33）。立即调整治疗方案，给予钙尔奇 D₃ 片 600mg 每日一次口服、骨化三醇胶囊 0.25μg 每日一次口服，促进骨折愈合、改善骨质疏松治疗，并请骨科会诊，建议保守治疗。给予药物治疗的同时，行右耻骨下支骨折处局部超短波（无热量，每日一次）、超声（2.0w/cm²，15 分钟，每日一次）、脉冲激光（500mw，10 分钟，每日一次）、固定超声（45mw/cm²，20 分钟，每日一次）、冲击波（经典探头，1.0～2.0bar，2000 点，每周一至二次）等治疗，缓解疼痛、促进骨折愈合。并嘱患者卧床休息，避免过度活动右髋关节。治疗 1 周后，患者右大腿近端、右腹股沟区疼痛明显缓解，逐渐恢复运动疗法等康复治疗。

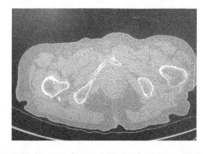

图 33　双髋关节 CT 右侧耻骨下肢骨折，骨盆骨质疏松

病例分析

骨盆前部损伤，尤其是耻骨支骨折，在创伤患者中并不少见，高龄合并骨质疏松的患者中更为多见。耻骨骨折的典型症状为腹股沟深部疼痛，站立位时常疼痛加重。临床上，耻骨支骨折容易被漏诊和误诊，常被误诊为软组织损伤。因为，耻骨支表面有较多软组织覆盖，局部疼痛常被误认为肌肉拉伤，使多数患者未及时进行影像学检查；并且，骨盆骨折如使用 X 线平片检查，X 线平片上图像会出现相互重叠遮挡，医生难以准确评判骨折损伤程度，而早期的耻骨支骨折骨折线不明显，X 线检查常为阴性，后期出现骨痂后，X 线片上骨折线容易被遮盖，导致漏诊。CT 对骨骼的分辨率较高，敏感性高于 X 线平片，可明确显示骨痂形成情况，而且经过三维重建后还能发现较细的横形骨折线。

"单纯耻骨支骨折"是否合并了后部结构的损伤对诊疗措施的制定至关重要。因为合并骨盆后部结构损伤，多出现骨盆环的不稳定。"单纯耻骨支骨折"大部分只需保守治疗。但如果骨盆后环和前环均损伤，则需考虑是否为不稳定骨盆骨折，不稳定骨折需手术固定。对于耻骨支骨折的患者，尤其是老年患者常合并骨盆后环损伤，需行 CT 检查来明确是否存在骨盆后环损伤，以指导进一步治疗。

病例点评

1. 该患者绝经期高龄女性，卧床，均为骨质疏松的易患因素。

在外伤后出现疼痛，但 X 线检查阴性时，如治疗效果不佳，应进一步行 CT、MRI 检查，以免漏诊，延误治疗；

2. 偏瘫患者加强看护，避免摔倒造成的二次损伤。

（王晓青）

病例 36
骨挫伤的康复治疗

病例介绍

　　患者女性，37 岁。因双膝疼痛活动受限 1 个月来就诊。患者 1 个月前运动后出现双膝疼痛，逐渐加重，需拄拐行走，影响睡眠。

　　【查体】双膝关节内侧略肿胀，皮温正常，双膝内侧压痛阳性，以左侧为重，前后抽屉实验阴性，侧方应力实验阴性，VAS 评分：左膝 7 分，右膝 5 分。双下肢肌力正常。

　　【辅助检查】双膝 DR 正侧位：未见明显异常。双膝关节 MRI 示右膝关节股骨远端、胫骨近端骨挫伤，胫骨内侧髁隐匿骨折，周围软组织肿胀；左膝关节胫骨近端内侧骨挫伤，不除外骨折，周围软组织肿胀。（图 34）。

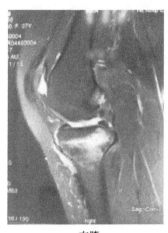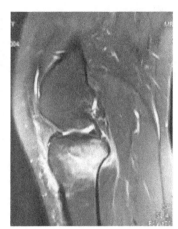

右膝　　　　　　　　　　左膝

图34　双膝关节 MRI：右膝关节股骨远端、胫骨近端骨挫伤，胫骨内侧
髁隐匿骨折，周围软组织肿胀；左膝关节胫骨近端内侧骨挫伤，
不除外骨折，周围软组织肿胀

【诊疗过程】患者入院后嘱患者佩戴护膝，减少活动，给予双膝超短波（无热量，7 分钟，每日一次）、脉冲激光（500mw/cm²，10 分钟，每日一次）、超声波治疗（1MHz，1.0w/cm²，15 分钟，每日一次），治疗一周后患者疼痛略有减轻，但仍影响行走，VAS评分：左膝 6 分，右膝 5 分，调整超声波治疗为 1.5w/cm²，治疗一周后患者疼痛无明显变化，给于双膝冲击波治疗（经典探头，1.0bar，2000 点）。经一次治疗后，患者疼痛明显改善，可脱拐跛行；2 天后再次给予冲击波治疗，剂量调至经典探头 1.2bar，2000点，2 天后患者基本可正常行走，右膝关节疼痛基本缓解，左膝关节仍略有疼痛；3 天后再次给予冲击波治疗，剂量调至经典探头1.5bar，2000 点，双膝疼痛完全缓解。查体：双膝无肿胀，压痛阴性，VAS 评分：0 分。复查双膝 MRI：骨挫伤完全吸收（图35），出院。

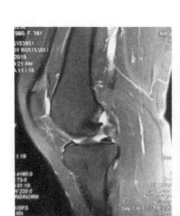 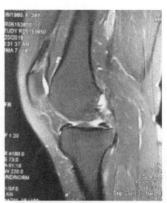

右膝　　　　　　　　　　　左膝

图 35　双膝 MRI（复查）骨挫伤完全吸收

病例分析

　　骨挫伤是在一定的直接或间接暴力作用下，造成骨小梁细微压缩或断裂，引起松质骨内局限性水肿、出血、梗死，但不发生骨皮质断裂、移位的一种损伤。多发生在长骨的干骺部或骨端，常见于膝关节的股骨髁及胫骨平台。与常见骨折不同的是，骨挫伤不出现骨骼外形及常规影像学改变，但常合并有关节的其他结构损伤，如半月板、交叉韧带等。骨挫伤的临床表现往往缺乏特异性，主要表现为关节附近疼痛、肿胀、伸屈受限、不能负重行走或出现跛行。X 线及 CT 影像学检查无明显异常，明确诊断仍需依靠 MRI 检查。骨挫伤病理学研究显示为骨髓水肿、出血和微骨折。

　　一些学者报道了有关骨挫伤采取减少活动的恢复情况，评价指标为 MRI 上的异常信号影消失，通常在 4 ~ 12 个月完全消失。也有少数报道指出患者 2 年后 MRI 仍有信号异常。

　　该患者采用多种物理因子综合治疗，大大缩短了患者治疗时间，使双膝功能得以改善。

笔记

病例点评

1. 患者症状明显，但 DR 为阴性时，尽早行 MRI 检查，以免漏诊。

2. 对于运动损伤的患者做好宣教，佩戴护膝可以减少膝关节的运动，避免再次损伤。

3. 在传统理疗效果不佳时，加入体外冲击波治疗，并根据患者的耐受情况调整剂量，可明显提高疗效，缩短病程。

（海　虹）

病例 37
创伤性股骨头坏死的康复

📋 **病例介绍**

患者男性，57 岁。20 年前出现右侧大腿无力、肌肉萎缩，3 年前，出现腰痛，右下肢麻木，无力症状加重。8 个月前就诊于外院，腰椎间盘 CT 示 L4～L5 间盘突出。给予腰痛宁胶囊口服治疗，症状未见缓解，来我科就诊。

【既往史】患者 30 年前不慎摔伤，导致右侧股骨干骨折，于当地医院行髓内钉内固定术，术后 10 天活动后再次出现局部疼痛，行相关检查后诊断为"髓内钉断裂"，再次行髓内钉内固定术，术后 1 年骨折愈合，行髓内钉取出术。

【查体】右大腿肌肉萎缩，髌上 15cm 水平周径：R 40cm，L 43cm。髌下 10cm 水平周径：R 31cm，L 32cm。右髋关节活动明显受限，主动外展 0°~20°，外旋 0°~10°，内旋不能。右侧"4"字试验（+）。右下肢屈髋肌力 3$^+$ 级，右侧伸膝、屈膝、踝背伸及踝跖屈肌力 4 级。腰部肌肉无紧张，腰椎棘突、脊旁肌压痛（−），双侧直腿抬高试验及加强试验（−），右下肢深浅感觉未见异常。右髋疼痛 VAS 评分 4 分，右侧髋关节 Harris 评分系统（Harris Hip Score，HHS）：58 分。

【诊疗过程】给予患者腰部超短波（无热量，7 分钟，每日 1 次）、超声波导入治疗（1.5w/cm^2，15 分钟，每日 1 次）、直流电（腰及右大腿，镁离子及 COOH$^−$ 导入，20 分钟，每日一次），右大腿中段前部超声波导入治疗（1.2w/cm^2，15 分钟，每日 1 次）、右侧股四头肌低频脉冲电治疗，右大腿中段前方冲击波治疗（D20 探头，1.6bar，10Hz，6000 点，每周 1 次），右下肢运动疗法每日 1 次，右髋关节松动训练每日 1 次，入院 2 天后查双髋 DR 正位显示：右侧股骨颈骨折？右侧股骨头坏死可能性大，骨盆退变（图 36A）。从 DR 片可明确右侧股骨头变扁，右髋骨性关节炎，股骨头坏死分期 Ficat Ⅳ 期。预约髋关节 MRI，调整治疗方案，增加髋部物理治疗，包括右髋超短波（无热量，7 分钟，每日一次），右髋前方腹股沟区超声波导入治疗（1.5w/cm^2，15 分钟，每日 1 次），右髋前方红光治疗（30cm，20 分钟，每日 1 次），右髋磁热疗法（中档，45℃，20 分钟，每日 1 次）。应用放散式冲击波治疗，右髋前方腹股沟冲击波治疗（经典探头，2.0bar，10Hz，6000 点，每周 1 次），右髋后方股骨大转子上内侧冲击波治疗（深部探头，2.0bar，10Hz，6000 点，每周 1 次），右髋后方股骨大转子上内侧超声波导入治疗（1.5w/cm^2，15 分钟，每日 1 次）。

入院 10 天患者腰痛、右下肢麻木较前缓解肌力较前好转。完善髋关节 MRI 示双髋关节退行性变。合并缺血性坏死可能，双髋关节少量积液（图 36B）。右髋前、后方超声波导入治疗强度增加至 2.0w/cm^2。冲击波治疗每周根据患者耐受程度逐渐增大强度，右髋前方腹股沟冲击波治疗强度每周递增为经典探头 2.0bar、2.5bar、3.0bar，右髋后方股骨大转子上内侧冲击波治疗强度每周递增为深部探头 2.0bar、2.4bar、2.8bar。

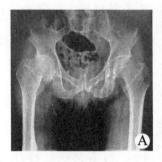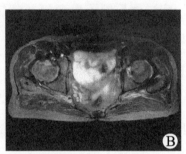

图 36　双髋 DR（图 36A）和髋关节 MRI（图 36B）

患者住院治疗 21 天后出院。腰痛及右下肢麻木缓解。出院查体：右髋关节活动度较前改善，主动外展 0°~45°，外旋 0°~30°，内旋 0°~15°。右下肢屈髋肌力 4 级，右侧伸膝、屈膝、踝背伸及踝跖屈肌力 5$^-$级。右髋疼痛 VAS 评分 2 分，右侧髋关节 HHS：87 分。

患者出院后于门诊继续冲击波治疗，根据患者耐受程度逐渐增加冲击波治疗强度，右髋前方腹股沟增至标准探头 4.0bar，右髋后方股骨大转子上内侧增至深部探头 4.0bar，治疗频率改为每周 2 次。门诊治疗 2 个月后右下肢肌力基本恢复正常，右髋及右下肢麻木、疼痛基本消失，右髋疼痛 VAS 评分 2 分，右侧髋关节 HHS：95 分。1 年半后复查髋关节 MRI 和 DR 显示双髋积液已吸收，股骨头坏死病灶较前有所吸收（图 37）。

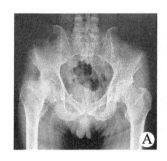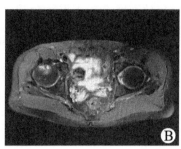

图 37　双髋 DR（图 37A）和髋关节 MR（图 37B）（一年半后复查）
右侧股骨头坏死病变较前有所吸收

病例分析

　　股骨头坏死（osteonecrosis of the femoral head，ONFH）是造成青壮年髋关节残疾的最常见原因之一。根据其诱发因素可分为创伤性 ONFH 和非创伤性 ONFH。对于创伤性 ONFH 功能训练包括减少患髋负重，药物治疗包括调节破骨细胞功能的二磷酸盐类、调节出凝血功能的药物等。物理治疗包括体外冲击波治疗、电磁场、高压氧等。体外冲击波治疗对于多种原因造成的股骨头坏死其疗效都是肯定的，并且相较于其他保髋治疗方法（髓心减压合并带血管腓骨移植术、单纯骨髓干细胞移植术）具有疗效显著、并发症少、住医院周期短等优点。放散式体外冲击波能安全有效地缓解 Ficat 分期 IV 期患者患髋疼痛并改善关节活动功能，延迟人工关节置换术的施行。

病例点评

　　1. 患者入院后查体发现右髋关节活动明显受限，根据股骨颈骨骨折病史予髋关节 DR 检查发现股骨头坏死，且已进展为 Ficat IV

期。临床上对于髋部或下肢疼痛麻木、运动功能障碍的患者，如合并股骨外伤史、糖皮质激素的使用和饮酒等危险因素，应考虑股骨头坏死的可能。应早诊断、早治疗避免病情进展。

2. 以往对于 Ficat IV 期 ONFH 患者推荐人工髋关节置换术治疗，而放散式体外冲击波治疗能显著缓解晚期 ONFH 患者疼痛、麻木等不适并改善下肢肌力和关节活动度，提高患者生活质量，推迟人工髋关节置换术，成为年轻患者或者身体状况差不适合全麻手术患者的重要治疗选择。

（张　带）

病例 38
前交叉韧带重建术后康复

病例介绍

患者男性，28 岁。高处坠落伤后右膝疼痛，肿胀伴活动受限，行右膝关节 MRI 提示右膝内、外侧半月板损伤，右膝前交叉韧带断裂可能性大，右膝外侧副韧带轻度损伤。伤后两天行关节镜下右膝关节前交叉韧带重建术。术后（图 38）患者仍感觉膝关节疼痛、活动受限明显，伤后 10 天入康复科治疗。

【查体】右膝关节周围可见约 1cm×2cm 手术瘢痕，愈合良好，无渗出，右膝关节肿胀明显，较健侧增加 4cm，局部皮温略高，右膝关节前部及两侧压痛（＋），VAS 评分：8 分，前后抽屉试验（－），右膝关节主动活动度（0°～35°），右膝关节被动活动度（0°～40°），足背动脉搏动可。

【诊疗过程】入院后给予患者马栗种子提取物片、盐酸氨基葡萄糖口服，右下肢运动疗法每日一次，右膝关节、右髋关节、右踝关节关节松动训练每日一次，右膝关节持续被动活动训练（CPM）20分钟，每日一次，右膝关节冷疗（关节松动训练后）、脉冲短波、紫外线、超声波治疗（$1.0w/cm^2$）、脉冲激光每日一次局部消炎、消肿、止痛治疗，给予右侧股四头肌、股二头肌低频电治疗肌肉萎缩，指导患者自行下肢肌肉等长收缩练习，减少步行活动，坚持持续佩戴膝关节支具。入院一周后，患者右膝关节肿胀、疼痛好转，给予局部超声波治疗调整至$1.2w/cm^2$。入院一个月后，患者右膝关节肿胀、疼痛较前好转关节活动范围较前明显改善。查体：右膝关节轻度肿胀，局部皮温略高，右膝前部及两侧压痛（－），VAS评分：4分，右膝关节主动活动度（0°～95°），右膝关节被动活动度（0°～110°），双膝关节周径无明显差别。给予患者调整右膝关节松动训练每日两次，患者无明显不适，入院一个半月，患者右膝关节主动活动度（0°～120°），局部无明显肿胀及疼痛，康复出院。

病例分析

膝关节是人体最大且构造最复杂，损伤机会亦较多的关节，由股骨内、外侧髁和胫骨内、外侧髁及髌骨构成，属于滑车关节。前交叉韧带，位于膝关节内，是膝关节重要的静力稳定结构，主要作用是限制胫骨向前过度移位及小腿的外翻和内旋。前交叉韧带的损伤大多数发生在运动时，尤其是方向快速变化和跳跃时，多见于接触性损伤，高处跳下膝关节着地等。前交叉韧带在解剖上为一根，但因为一根前交叉韧带当中的纤维在关节不同屈曲角度时松紧度不

笔记

同，可以分为大部分角度均紧张的前内束和接近伸直时紧张的后外束，理论上单纯损伤一束称为部分断裂，两束同时损伤称为完全断裂。还有一种前交叉韧带胫骨止点处连同骨一同撕脱的称为髁间棘撕脱骨折。实际上，临床中很少见到真正的部分断裂，最多见的是完全断裂，经过一定时间后粘连容易造成部分断裂的假象。

前交叉韧带损伤可造成膝关节功能性不稳，以及继发半月板及软骨损伤，加速关节退变，严重影响膝关节的功能，给患者的日常生活及工作带来不便，因而大多数需要重建修复。重建手术能够对前交叉韧带的解剖结构进行一定程度的修复，但由于术后下肢制动，长时间固定膝关节，致使该处静脉和淋巴液回流不畅，组织间隙浆液纤维渗出物及纤维蛋白沉积，从而发生纤维性粘连，再加上关节囊、韧带及关节附近肌肉、肌腱组织挛缩，进一步加重关节内粘连。此外长期制动还可引发关节僵硬、疼痛及患肢失用性肌萎缩等并发症。为尽量避免和减少膝关节功能障碍发生，术后早期、系统的康复治疗显得尤为重要。

通过运动疗法训练，早期给予患肢负重和关节活动度练习，加强下肢肌肉力量训练，指导患者进行下肢闭链训练，避免过多的开链训练对移植物的损伤。给予下肢髋关节、踝关节的关节松动训练治疗，可避免因制动造成的非病变关节的废用性粘连，维持正常的关节活动度。CPM 训练可增加关节软骨营养及代谢水平，加速关节软骨及周围组织（如肌腱、韧带等）修复，刺激具有双重分化能力的细胞向关节软骨转化，膝关节经反复 CPM 训练后，能有效缓解关节内、外粘连，改善关节活动度，防止关节僵硬。膝关节局部的冷疗、短波、超声波治疗有助于增加血液循环，减轻肢体的肿胀，减轻关节对创伤的反应，有利于膝关节功能恢复。患者存在大腿部位肌肉萎缩，给予局部低频电刺激治疗，可改善肌肉萎缩及增强局部肌肉力量，进而维护膝关节的稳定性，避免膝关节的反复损伤。

病例点评

前交叉韧带重建后的康复治疗重点强调：①早期控制水肿；②膝关节支具的使用；③提高肌肉主动收缩能力，预防膝关节周围肌肉废用性萎缩，以及膝关节组织粘连的发生；④注意维持下肢余未病变关节的活动度，避免人为出现关节粘连及挛缩，延缓康复进度。

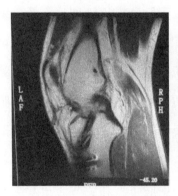
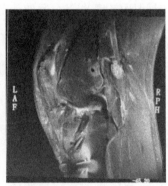

图 38　右膝前交叉韧带重建术后

（赵迎娱）

病例 39
脊髓损伤致双足跟压疮康复

病例介绍

患者男性，51 岁，身高 173cm，体重 70kg。因重物砸伤腰部导致双下肢活动不灵及尿便障碍急诊入院。行腰椎 MRI 示腰 1 椎体骨折。遂于骨科行腰椎骨折内固定术，术后 1 天，患者未按时翻身导致双足跟出现压疮（图 39），行碘伏消毒及中药外敷等治疗，压疮未见好转且逐渐加重，于术后 17 日转入康复科。

【查体】双足跟可见大小约 4cm×5cm 血泡，伴少量血性渗出，部分结痂；双下肢肌力 0 级，肌张力正常；L1 水平以下双侧深浅感觉消失；肛周感觉消失，肛门指诊括约肌无收缩，ASIA 分级：A 级。

【辅助检查】实验室检查：血常规：白细胞 10.71×10^9/L，粒细胞比率 81.9%，血红蛋白 126g/L，血小板 182×10^9/L；肝功能

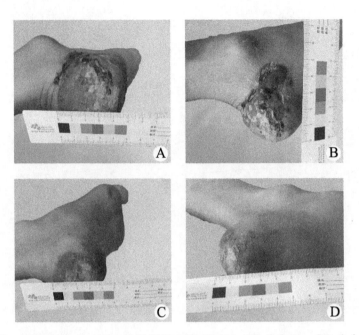

图39　双足跟压疮（腰1椎体骨折术后17天）AB为左足，CD为右足，
双足跟大小约4cm×5cm，伴少量血性渗出，部分结痂

检查：白蛋白30.7g/L；C反应蛋白111mg/L；降钙素原0.19ng/
ml；空腹血糖4.79mmol/L。

【诊疗过程】给予患者腰部、膀胱区及双下肢常规物理因子及
手法治疗改善双下肢运动、感觉及尿便功能；请普外科会诊，行双
足跟清创术，术后给予注射用孢哌酮钠和舒巴钠分别3.0g每8小
时一次抗炎治疗（共2周）；请烧伤科会诊，欲行皮瓣移植术，但
考虑该患者双下肢感觉和运动功能完全丧失，且营养状态极差，存
在低蛋白血症，皮瓣移植术后极易出现局部积血、积液、切口感染
和皮瓣坏死，建议患者保守治疗；给予双足跟压疮处超短波、脉冲
激光、压疮处及边缘3cm范围内冲击波（经典探头，10Hz，
2.0bar，2000点，每周一次）及每日碘伏换药促进创面愈合。根据
创面情况调整冲击波剂量逐渐增加剂量至深部探头，2.0～3.5bar，
4000～6000点，每周二次促进愈合。治疗3个月后，患者双足跟压

疮愈合（图40），查体：双足跟皮色正常；双下肢肌力1级，肌张力正常；其余同前。

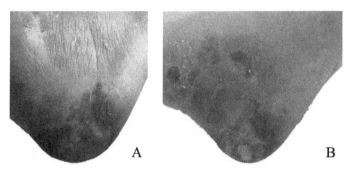

图40　双足跟压疮愈合（治疗3个月后，）A为左足，B为右足

病例分析

压疮是指皮肤或皮下组织由于压力或复合有剪切力和（或）摩擦力作用而发生在骨隆突处的局限性损伤，表现为局部皮肤组织缺血、坏死或溃烂。压疮多见于颅脑损伤、脊髓损伤及年老体弱长期卧床者，具有发病率高、病程发展快、难以治愈及易复发的特点，一直是医疗和护理领域的难题。对于压疮，预防比治疗更为重要。针对压疮的高危人群，应定时（2小时左右）翻身、保持皮肤干燥、避免骨隆突部位受压、积极治疗原发病并加强营养，预防压疮的发生。尽管大多数压疮可以预防，但有些情况压疮在所难免。

针对压疮的治疗，首先应去除诱因，并采取以局部治疗为主，全身治疗为辅的综合性治疗措施：局部治疗包括冲洗创面、清除坏死组织、换药和物理因子治疗，如紫外线、超短波、微波、红光、超声波治疗等；全身治疗包括加强营养如高蛋白、高维生素饮食等，积极治疗原发病及其他系统疾病，若出现感染时，可使用抗生素控制感染。对于保守治疗不愈合、创面肉芽老化、边缘有瘢痕组织、合并有骨关节感染或深部窦道形成者，可采取外科手术治疗，包括直接闭合、皮肤移植、皮瓣或肌皮瓣转移等。

冲击波作为一种无创、安全的治疗方式自成功应用于泌尿系结石的治疗，近年来已广泛应用于临床各个领域，包括运动损伤疾病、缺血性疾病、神经损伤疾病等，并取得良好的疗效。冲击波的作用机制包括应力作用、空化效应等，可以有效地松解组织粘连，加速局部代谢。另外，近期有研究表明，冲击波可以增加血管活性因子的表达，促进血管再生；并减少炎症因子的活性，减轻炎症反应。根据冲击波的作用原理，已有研究者将冲击波应用于深度烧伤、糖尿病足、下肢溃疡及压疮的治疗，并取得独特的疗效。冲击波以其无创、经济、安全和操作简单的特点，与压疮的传统治疗方式形成优势互补，为患者提供了一种新的治疗选择。

病例点评

1. 该患者在腰椎术后 1 天即形成双足跟压疮，主要由于翻身不及时。因此，针对脊髓损伤、脑血管病等压疮的高危人群，应定时（2 小时左右）翻身，避免骨隆突部位受压，积极预防压疮的发生。

2. 该患者经局部换药及中药外敷等治疗 17 天，压疮未见好转并逐渐加重，应及时请外科会诊，协助行清创术及皮肤移植或皮瓣、肌皮瓣转移术治疗，以免延误诊治。

3. 冲击波作为一种新兴的物理治疗方式，具有无创、安全、经济和简单易操作的特点，对于难治性压疮有非凡的疗效，如及时应用，可以改善结局。

（康　楠）

病例 40
静脉炎破溃经久不愈康复

病例介绍

患者女性，74 岁。外伤后左胫前皮肤损伤，未系统治疗，半个月后创面仍未愈合，周围红肿，有脓性渗出，于烧伤科门诊就诊，经局部换药（具体不详）2 个月后愈合。3 月后左胫前出现皮肤破溃、红肿、疼痛，局部灼热感，于烧伤科继续换药，半年后仍未愈合，来康复科就诊。

【既往史】双下肢大隐静脉曲张病史 60 余年，未经系统治疗；高血压病史 10 余年，血压控制良好。

【查体】体温 36.5℃，脉搏 70 次/分，呼吸 16 次/分，血压 132/78mmHg，左小腿可见色素沉着，静脉曲张、肿胀；髌骨下缘 10cm 直径（L 38cm，R 31cm），局部发红，皮温高；左胫前可见多处皮肤破溃，最大溃疡直径约5cm，可见脓性渗出（图41A），足背动脉搏动正常。VAS评分：8分，患者常年素食，体型偏瘦。

【辅助检查】血清白蛋白36.7g/L。BMI（身体质量指数）：15.1kg/m²。左下肢彩色多普勒超声提示腘静脉跖屈试验可探及反向血流，测及静脉反向血流频谱，峰极速度为24cm/s，反流持续时间约0.8s。右下肢彩色多普勒超声提示右下肢股－腘静脉未见异常。

【诊疗过程】第一个月局部给予患者紫外线（左小腿胫前、左小腿内侧、左踝内外，中红斑中值，每日一次，共7天）、脉冲激光（左胫前、左胫内，500mw，10分钟，每日一次）、超短波（左胫前、左足背、左踝内外，无热量，7分钟，每日一次）、红光（以溃疡处为中心，30cm，每日一次）、超声波导入治疗（左小腿破溃处周围3MHz，0.6w/cm²，30分钟，每日一次）、冲击波治疗（左侧小腿胫前、胫内、胫外侧，经典探头，2.0bar，10Hz 3000点，每周二次至经典探头，2.5bar，10Hz，4000点，每周二次）。此外嘱患者优质蛋白饮食。治疗一个月后患者左小腿肿痛明显减轻，皮损较前缩小，皮色有所恢复（图41B），VAS评分：4分，髌骨下缘10cm直径（L 33cm，R 31cm）。第二个月的治疗中，根据患者疼痛可忍受的程度加大冲击波剂量（深部探头，10Hz，1.5～2.5bar，6000点，每周一次），患者左小腿溃疡的面积缩小，脓性分泌物明显减少，水肿基本消除（图41C）。第三个月的治疗中，继续加大冲击波剂量（深部探头，10Hz，2.5bar，6000点，每周二次至每周三次），超声波导入治疗剂量增加（左小腿破溃处周围，3MHz，0.9w/cm²，30分钟，每日一次），患者溃疡完全愈合，水肿消除，肤色较前明显改善，局部无疼痛（图41D）。复查血清白蛋白40.2g/L。BMI：16.2kg/m²。随访3个月小腿溃疡无复发。

笔记

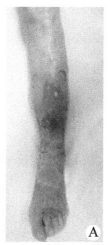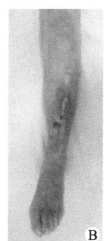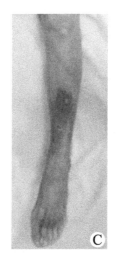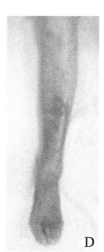

图 41　左小腿溃疡

🔬 病例分析

　　下肢静脉曲张性溃疡是指下肢静脉血液回流障碍所致的一种皮肤糜烂性疾病，多发生于持久站立工作或体力劳动者，它在周围血管疾病中的发病率最高。但在早期很少有症状，少数患者多在走路后产生下肢酸痛，后期可因静脉淤血而引起皮肤营养性改变，色素沉着，特别是在足靴区并发经久不愈的顽固性溃疡（俗称"老烂腿"）。此患者双下肢静脉曲张 60 余年，静脉血液淤积是导致左小腿反复溃疡的主要原因。

　　目前静脉曲张性溃疡的主要治疗方法有：

　　（1）手术治疗：①曲张浅静脉的处理：高位结扎、切除曲张的浅静脉；②瓣膜功能不全的处理：瓣膜修补、瓣膜重建或进行瓣膜移植等；③交通静脉的处理：筋膜下内镜交通静脉结扎术；④创面直接处理：先切除溃疡和周围的脂质硬化组织，然后进行皮瓣重建。

（2）非手术治疗：①创面护理：静脉溃疡创面多用湿敷治疗，局部辅助使用一些促进创面愈合的药物；②保守治疗：改善静脉高凝状态（阿司匹林肠溶片）、血流改善剂（己酮可可碱注射液）。③弹力绷带（袜）：从足弓套到膝下，患者清晨起床时就应穿上，到临睡时脱去；④理疗：如冲击波、激光、超声等。

该患者在行物理治疗之前，已行静脉溃疡创面换药治疗，但治疗效果不佳，仍反复有溃疡形成。此次治疗中以冲击波治疗为主，根据患者疼痛可忍受的程度逐渐加大冲击波的治疗剂量，结合优质蛋白饮食。以促进伤口愈合、消除炎症及水肿，改善左下肢血液循环为目的；最终以肤色、皮肤弹性及厚度恢复正常为治愈标准，才可避免再次复发。

病例点评

1. 该患者左侧小腿及足红肿热痛，行下肢静脉彩超排除下肢深静脉栓塞可能。

2. 针对患者左小腿溃疡迁延不愈，给予患者紫外线、超声、超短波、冲击波、红光综合治疗，其中冲击波根据患者可忍受的程度逐渐加量，有效地改善左小腿及足部的血液循坏，促进伤口愈合。

3. 患者形体消瘦，嘱患者高蛋白饮食，促进伤口愈合。

（苏明珠）

病例 41
颌面间隙感染的康复

病例介绍

男性患者，53 岁。食用海鲜时不慎将口腔黏膜刺伤且滞留于面颊软组织深部，导致右面部肿胀、张口受限，逐渐加重，影响进食，未系统治疗。2 个月后右面部出现疼痛，肿胀加重，伴发热，最高达 40.0℃，行浅表超声及 MRI 平扫示右侧颞窝、颞下窝及邻近间隙广泛感染病变，伴脓肿形成，诊断为间隙感染，先后给予二代头孢、三代头孢（具体不详）静脉滴注 20 余天，疼痛明显减轻，肿胀及张口受限未见好转而入康复科就诊。

【查体】右颞部和下颌部压痛（＋），肿胀，皮温及皮色未见明显异常，张口费力，最大牙齿间距 4mm。伸舌不能。

【辅助检查】局部超声示右面部、右颊部炎性改变伴脓肿形成，其内可见条状高回声，考虑异物（图42）。颌面部 MRI 平扫示右侧颌面部软组织感染，邻近颞骨骨质及颌面部肌层受累，右侧腮腺局部受累，右侧额颞部皮下积脓可能性大。C 反应蛋白62.10mg/L，肝功能：血清白蛋白 29.6g/l。口腔黏膜破口分泌物一般细菌提示找到 G^+ 球菌、G^- 杆菌。脓液培养治疗细菌名称：缓症链球菌。

【诊疗过程】给予哌拉西林舒巴坦注射剂药物治疗，行右侧颞部、颌面部超短波、紫外线（中红斑中值，各每日1次）、超声波（$0.6 \sim 1.2 \text{w/cm}^2$，15分钟，每日1次）、红光（距面部 30cm，20分钟）及冲击波（经典探头，$1.5 \sim 2.5$bar，$2000 \sim 3000$ 点，每周$1 \sim 2$次）等物理治疗，2周后患者至口腔医院口外科行右颞颌部切开引流，每日切口换药，并继续局部物理治疗。治疗20天后，咀嚼困难减轻，营养摄入均衡，体重增加 2.5kg。复查：C 反应蛋白7.10mg/l，肝功能：血清白蛋白 35.5g/l。停止抗生素静脉滴注。物理治疗项目不变，逐渐增加超声波和冲击波治疗剂量。治疗30天后，张口困难进一步改善，进食、咀嚼过程顺利：最大牙齿间距18mm。复查局部超声：颊面部软组织层次清晰，未见明显低回声及无回声区，考虑异物自溶可能性大（图43）。患者及家属对治疗效果满意出院。随访2个月无复发。

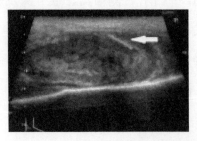 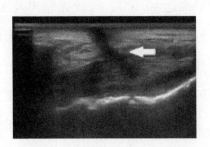

图42　超声（入院时）　　　图43　超声（治疗30天后）
　可见异物　　　　　　　　　异物消失

病例分析

　　口腔颌面部感染是临床上常见的急性化脓性炎症，具有局部肿胀、张口受限，皮温升高、面部淋巴结肿痛等症状，以牙源性、异物损伤引起的感染多见，本病例是异物残留引起的。颌面部上、下颌骨与周围的肌肉之间或肌肉与肌肉、肌肉与器官之间，存在着一些潜在间隙，这些间隙中充填着疏松结缔组织，有的间隙还有神经、血管穿行，从而使相邻的间隙彼此连通。颊间隙的解剖特点：此间隙与眶下间隙、嚼肌间隙相通。当此间隙感染向上前方可通往眶下间隙，向后通向嚼肌间隙，往后内或后上方可扩散至翼颌间隙。当颞下及颞间隙感染时，可循此途径蔓延，脓液也可溃破筋膜，扩散到邻近的间隙，因其靠近颅底故有引发颅内感染甚至危及生命的风险。本病例在临床治疗中，予以足量、足疗程抗生素；依据超声、MRI影像学结果给予准确、恰当地切开引流；配合多种物理因子治疗，促进积液吸收，抑制渗出形成；动态监测体温、C反应蛋白，最终不仅成功控制了感染，缩短了抗生素药物的疗程，而且在治疗后期多次复查超声均未提示异物存在。考虑与异物来源为生物体，存在脓液腐蚀或者人体自身消融的可能性。

　　张口受限是指患者主动最大张口无法张到正常程度，个人张口度差异较大，临床上多以3.5cm作为诊断和治疗的参照。将患者张口度范围在2~2.5cm时称为轻度张口受限；张口度为1~2cm时为中度张口受限；张口度<1cm时称为重度张口受限；上下中切牙无法离开（测量值为0时）又称完全张口受限。根据临床上常见的张口受限的病因，可分为先天性疾病和后天性疾病两种类型。在后天性疾病中，最常见的是颞下颌关节疾病，颞下颌关节疾病包括颞下

颌关节本身及周围肌肉、神经的疾病；其次是口腔颌面部感染及口腔颌面部损伤。本病例为食源性异物于右面颊软组织深层残留，引起口腔颌面部感染，导致颞下颌关节粘连出现张口受限。针对此项功能障碍，给予颞下颌关节超短波、超声波、红光及冲击波联合治疗，促进渗出吸收，松解粘连，取得了良好的临床疗效。

➕ 病例点评

1. 颌面间隙感染因其特殊的解剖位置、组织结构，故而复杂、凶险，甚至威胁生命。恰当地运用物理因子治疗，配合外科切开引流、规范应用抗生素，可缩短病程，提高临床疗效。

2. 准确分析造成张口受限的病因、病理及解剖基础，运用强效的冲击波、超声波治疗，短时间有效改善了颞下颌关节粘连，解决了患者长时间无法进食的困扰。

（舒湘宁）

病例 42
术后感染不愈合康复治疗

病例介绍

　　患者男性，52 岁。右腹股沟直疝修补术后出现发热、切口局部红肿、疼痛。外科换药疗效欠佳，切口附近逐渐出现多处窦道，并有脓性分泌物渗出，久治不愈。手术近 2 年后再次行局部切开清创术，术中见内环口中大量脓性分泌物，切除感染肉芽组织，剔除精索后方及内环口处补片。脓液培养结果提示金黄色葡萄球菌、β-内酰胺酶阳性，耐甲氧西林葡萄球菌检测：MSSA（甲氧西林敏感金黄色葡萄球菌）。术后行补液、换药等对症治疗。清创术后 10 天转入康复科，

　　【查体】T 36.2℃，P 80 次/分，R 20 次/分，BP 116/64mmHg。右腹股沟可见一处大小约 6.5cm×2cm 切口，切口深度约 2.5cm，

周围皮肤红肿，内侧可见新鲜红润肉芽，其上覆盖白苔，大量淡黄色澄清液体渗出（图44）。白蛋白35.8g/L，血红蛋白134g/L。

【诊疗过程】根据患者渗出量，给予每日二次至三次切口处换药，换药过程中采用碘伏消毒，生理盐水冲洗，放置小纱布引流条，纱布包扎。配合切口局部超短波（无热，7分钟，每日一次）、紫外线（切口内端、中段及外端三处，导子照射，中红斑中值，每日一次）及冲击波治疗（经典探头，1.0bar，切口内侧3000点，切口周边1000点，每周二次）。治疗10天后切口消肿、缩小，大小约5.5cm×1.5cm，切口深度约2.2cm，内侧鲜红色肉芽为主，散在白苔，切口渗出量仍较多（图45）。留取渗出液进行细菌培养并作药敏试验，提示较前无明显变化，左旋氧氟沙星敏感。根据药敏结果给予左氧氟沙星滴眼液浸泡引流条填塞，之后切口渗出量明显减少。治疗三周后切口缩小至2.5cm×0.6cm，深度0.5cm，内壁肉芽新鲜红润，余下一处0.2cm直径类圆形白苔，其下形成瘘道深0.6cm。调整紫外线剂量（切口内端及外端两处，导子照射，中红斑低值，每日一次）及冲击波治疗（逐渐增量至经典探头2.0bar，切口内侧2000点，每周二次；经典探头3.0bar，切口周边2000点，每周二次），超短波继续治疗。治疗50天后切口缩小至1cm×0.5cm，深度0.3cm，内壁肉芽新鲜红润，类圆形白苔缩小至0.1cm×0.1cm，瘘道深度0.4cm，渗出量小（图46）。调整紫外线（切口白苔方向，导子照射，弱红斑，每日一次），加用红光治疗（右腹股沟切口，30cm，20分钟，每日一次），维持超短波、冲击波治疗方案。治疗2个月后，右腹股沟区切口彻底愈合（图47），停用紫外线治疗。继续超短波、红光治疗及冲击波治疗（切口瘢痕及周围，逐渐增量至深部探头，2.0bar，4000点，每周三次），复查超声无深部窦道形成后出院，随访半年患者切口无窦道形成。

笔记

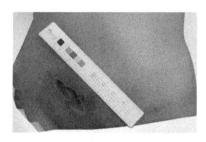

图44　右腹股沟切口（入康复科时）
大小约 6.5cm×2cm，
切口深度约 2.5cm

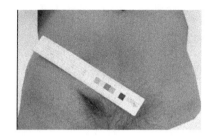

图45　右腹股沟切口（治疗 10 天）
大小约 5.5cm×1.5cm，
切口深度约 2.2cm

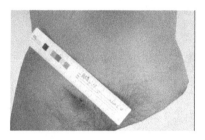

图46　右腹股沟切口（治疗 50 天）
大小约 1cm×0.5cm，
深度 0.3cm

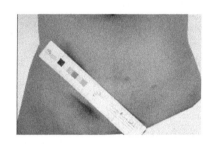

图47　右腹股沟切口
（治疗 2 个月）愈合

病例分析

　　金黄色葡萄球菌是临床上常见的毒性较强的细菌，主要通过内在化进入宿主细胞，并在胞内进行繁殖，诱导细胞凋亡。目前研究显示，MSSA 与耐甲氧西林金黄色葡萄球菌（MRSA）在感染过程中毒素分泌量、侵袭力及诱导细胞凋亡的能力上没有区别，也就是说两者引起机体损害的能力水平大致相同，但由于 MSSA 药物敏感性较好，应用抗生素治疗 MSSA 感染预后要优于 MRSA。

　　根据受感染部位的程度，腹壁切口感染一般可以分为浅层感染和深部感染两大类。浅部感染如果能及时发现，经换药后可很快痊愈，深部感染往往不易发现，延误时间过长后多形成腹壁窦道，腹壁窦道多位于皮下脂肪层和腱膜层之间，与人体腹腔并不相通。腹壁窦道往往在临床上又分为单一而无分支的简单性窦道，以及两个以上或有分支的复杂性窦道。临床表现为术后早期持续发热，腹壁手术切口处局部有烧灼样疼痛红肿、皮温升高，炎性化脓、切口开裂或者底部形成窦道或局部血肿，触摸感觉较硬，压痛明显，有乳头状突起窦道口，容易破溃并有少量脓性液体反复性流出。腹壁窦道在进行抗生素治疗后可以缓解症状，但单纯药物抗炎及局部换药很难治愈。

　　紫外线是一种临床使用的光疗法，因为具有强烈的杀灭和抑制细菌和病毒的作用，可以应用于促进切口愈合及修复腔道感染。临床上感染创面和瘘道的治疗方案可以选用局部照射法及紫外线导子照射法。值得注意的是，临床应用中应根据感染的伤口、创面、溃疡的情况调整治疗方案：①感染严重，创面污秽，肉芽陈腐，坏死组织黏着时，增加照射剂量；②创面逐渐干净，肉芽逐渐新鲜，脓性分泌物减少时，减少照射剂量；③创面清洁，肉芽鲜红，脓性分泌物消失，可以减至弱红斑；④创面肉芽水肿，渗出液增多，需减量或停止照射。慢性难愈创面的主要病理机制之一是创面局部微血管形成和功能障碍。目前，在难愈性切口的治疗中，冲击波的应用尚未在临床上全面推开，其治疗作用原理是：①通过"空化"效应对创口表面起到清洁作用，去除黏附在组织表面的污染物质；②通过改善周围组织微循环，上调创面血管内皮生长因子表达而促进创面愈合。

🩺 病例点评

　　1. 该患者手术局部感染，导致切口长时间迁延不愈，不能长期应用抗生素。根据局部组织进行细菌培养及药敏的结果，选用适合于局部应用的左氧氟沙星滴眼液，可最大程度降低全身用药的不良反应。

2. 对该患者的感染创口应用冲击波治疗，不仅可以通过"空化"效应促进表面污染物质洗脱，还有助于改善局部循环，促进肉芽新生。此外，在切口逐渐愈合，外在条件不支持瘘道局部清洁换药的情况下，对于潜在瘘道，冲击波具有透过表皮作用到病灶局部的优势。

3. 该患者切口表面愈合之后，继续行超短波、红光及冲击波等穿透能力较强的治疗可以促进皮下瘘道愈合，预防新发瘘道出现。

4. 根据肉芽情况调整紫外线用量，对切口愈合也至关重要。

（朱佳琪）

病例 43
创伤性颞下颌关节炎康复治疗

病例介绍

患者男性，44 岁。外伤后左侧颜面部肿胀、疼痛伴张口受限一个月来康复科就诊。患者一个月前被重物击中左侧颜面部，左耳前局部肿胀、疼痛明显，伴张口受限，运动时弹响。

【查体】左侧颜面部红肿，局部皮温略高，压痛阳性，VAS 评分 6 分，张口受限，张口范围约 1cm，余查体无阳性体征。

【辅助检查】行下颌骨 CT 检查未见明显异常。左侧面部浅表超声：左侧咬肌区间肌肌间局部回声不均匀（不除外血肿伴肌化）。左侧面部肌电图检查：未见明显异常。颞颌关节 MRI 提示左侧颞下颌关节盘变性。

【初步诊断】左侧颞下颌关节炎；皮下血肿（左侧颜面部）。

笔记

【诊疗过程】给予患者行被动张口、闭口等训练，避免局部热敷，同时给予左面部超短波（无热量，7 分钟，每日一次）、脉冲激光（500mw/cm²，10 分钟，每日一次）、超声波治疗（1MHz，1.0w/cm²，15 分钟，每日一次），治疗一周后局部肿痛症状明显减轻，VAS 评分 3 分，局部无明显皮温增高，给予患者左面部中频电、颞下颌关节部位冲击波治疗（经典探头，1.5bar，3000 点，每周一次）。

入院两周后患者张口范围约 2cm，局部无明显肿胀及压痛，调整冲击波剂量为：经典探头 2.0bar，3000 点，加至每周两次，患者行冲击波治疗时自觉局部轻度疼痛，可耐受。入院四周后患者张口范围约 3cm，给予患者调整冲击波剂量：经典探头 3.0bar，3000 点，每周两次，此时患者行冲击波治疗局部自觉轻度疼痛，继续治疗一个月后，患者痊愈出院。

病例分析

颞下颌关节由下颌骨髁突、颞骨关节面、居于二者之间的关节盘、关节周围的关节囊和关节韧带（颞下颌韧带、蝶下颌韧带、茎突下颌韧带）所组成，是颌面部具有转动和滑动运动的左右联动关节，其解剖和运动都是人体最复杂的关节之一。颞下颌关节的运动形式包括开口、闭口、前突、退缩和侧向偏斜（这包括内外侧的移位运动）。此关节的关节炎相对少见。创伤后关节炎和类风湿关节炎是颞下颌关节急性炎症的最主要原因。其中创伤性颞下颌关节炎（也称颞颌关节紊乱）相对比较常见，患者主要表现为关节疼痛，弹响，张口受限，张口下颌偏斜，下颌左、右运动受限。急性颞下颌关节综合征患者应检查关节处的局部压痛点、肌痉挛程度和最大开口度。慢性颞下颌关节综合征患者应检查说话和咀嚼的整体功能、下颌活动度、牙齿情况和关节盘的完整性。颞下颌关节炎传统的影像学检查方法包括 X 线、CT、MRI，关节造影及关节镜检查。MRI 能清楚显示关节结构及附件结构，能够评估关节盘的位置和完整性，确定关节炎的程度和关节内是否积液，因而是被用于观察颞下颌关节结构和形态变化的首选方法。

颞颌关节炎目前主要采用关节腔局部注射麻醉药物、皮质类固醇激素或玻璃酸钠，口服非甾体类抗炎药、氨基葡萄糖等药物治疗，针灸、推拿治疗，超短波、冲击波等物理治疗，手术等方式进行治疗。关节腔注射或口服药物治疗对发病初期患者可以取得较好的短期疗效，但随着药物在体内的代谢，关节功能障碍及疼痛等临床症状有复发趋势，中远期疗效并不稳定。同时，药物治疗有一定的耐受性和可能导致消化道出血、转氨酶升高等一系列不良反应，使持续性用药存在一定风险和较大的局限性，难以取得稳定疗效。手术治疗具有一定的创伤，且费用较高不易为患者所接受。而物理治疗具有改善关节功能、减轻疼痛和炎症、促进关节病变进入恢复期，松解粘连、刺激血管再生、改善局部血液循环、抑制炎症反应、增强局部组织代谢等作用；同时基本无不良反应，简单、无痛、效果好等优点逐渐为医护及患者所接受。冲击波与其他物理因子相结合促进颞下颌关节炎的恢复，取得良好效果。

🔲 病例点评

1. 颞下颌关节炎的治疗应该在疾病初期进行有效的干预，从而减缓、中止及逆转关节软骨、滑膜及软骨下骨的损伤和退行性病变。综合多种物理治疗作用，有效改善颞下颌关节部位的血液循环，减轻组织粘连，促进细胞修复是康复的核心。物理治疗与药物治疗相比，直接作用于病变局部，无周身不良反应，具有更直接、见效快、加速恢复的特点。

2. 恰当的时机、精准的能量选择是体外冲击波是否能够取得满意疗效的关键点，过早采用冲击波治疗，会导致局部水肿、渗出加重而适得其反，治疗期间选择的能量过低起不到治疗作用，能量过高会产生副损伤，因此，在治疗时寻找既具有显著疗效、又无明显不良反应的剂量，就显得十分重要。

（赵迎娱）

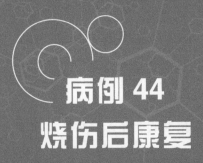

病例 44
烧伤后康复

病例介绍

患者男性，26岁。以双膝活动受限2年来诊。患者2年前工作中因镁粉燃烧后出现全身多处烧伤，烧伤面积达50%，以双下肢为主，行多次植皮术后创面愈合良好，遗留双下肢瘢痕及双膝关节活动受限。

【查体】颈前部、双手及双下肢可见大片烧伤后愈合瘢痕，双膝活动受限，主动活动度（L：0°～100°，R：0°～100°），被动活动度（L：0°～110°，R：0°～120°），膝关节周径（L 35.5cm，R 34.5cm），髌上10cm周径（L 41cm，R 41cm），髌下10cm周径（L 34cm，R 32.5cm），瘢痕部位深、浅感觉减退。余髋、踝等关节活

笔记

动未见明显异常。

【诊疗过程】给予双膝关节松动训练、双下肢推拿治疗改善双膝关节活动度，双膝超短波治疗（无热，7分钟，每日一次）减轻局部水肿，双下肢超声波治疗（2.0w/cm²，30分钟，每日一次）、双膝磁热疗法（中档50°，20分钟，每日一次）软化瘢痕，双膝冲击波治疗（经典探头，2.0bar，4000点，每周一次）修复损伤组织。入院5天后，患者双膝主动活动度（L：0°～105°，R：0°～110°），将冲击波治疗增加至经典探头3.0bar，4000点，每周一次进一步促进损伤组织修复。入院10天后，患者自觉双下肢活动度较前略改善，双膝主动活动度（L：0°～115°，R：0°～120°），将冲击波治疗增加至经典探头3.5bar，4000点，每周二次促进双膝功能恢复。入院20天后，患者双膝主动活动度（L：0°～130°，R：0°～135°），双膝功能改善出院。

病例分析

烧伤一般指热力、化学物质、电能、放射线等引起的皮肤黏膜，甚至是深部组织的损伤。烧伤的康复治疗是预防功能障碍和促进功能恢复的重要手段，不仅在于促进创面愈合，挽救生命，而且要尽可能地预防和减轻后遗症畸形，恢复功能，改善外观。烧伤患者存在较多的治疗问题，比如因制动造成的肌肉萎缩，以及肌力、耐力、平衡能力和协调能力的下降；因制动所致关节周围纤维组织沉积、增生引起的软组织粘连，关节活动度下降；因瘢痕增生或制动后瘢痕肌腱、肌肉等软组织挛缩造成的关节僵硬、畸形；因制动造成的心肺功能下降，肺部感染，深静脉血栓与压疮风险的增加。烧伤后由于创面及疼痛的存在，患者往往采取个人感觉舒适的体位并保持不动。应牢记"舒适的体位往往也是肢体挛缩的体位"，并将这一理念告知患者，帮助他们采取正确的体位摆放，以对抗可能出现的肢体挛缩和功能障碍。尽量减少绝对卧床的时间，尽可能在他人协助下保持坐位。在可耐受的前提下，争取尽早下地行走。及早开展运动疗法可以维持 ROM（关节活动度），增强肌肉力量、耐力及肌肉协调性，恢复平衡功能，恢复步行功能，增强心肺功能。

临床中治疗烧伤后的关节挛缩是一个长期的过程。运动疗法为治疗挛缩的主要方法之一，包括关节活动度训练、关节松动术及软组织牵引技术。行运动疗法后可能出现局部组织水肿、关节粘连加重，可配合超短波、小剂量超声波缓解局部水肿，修复受损组织。运动训练及按摩前还可进行热疗法，如红光、蜡疗、磁热疗法等，软化局部瘢痕。冲击波等治疗还可以改善局部血运、松解粘连、促进组织修复、改善关节功能。

📋 病例点评

1. 患者来诊时已有双膝活动受限病史 2 年，而烧伤后创面愈合两周即可出现瘢痕增生的可能，在伤后一个月左右逐渐明显，伤后 3 ~ 6 个月是瘢痕增生的高峰期。关节部位的组织增生可能影响关节活动，同时也会出现瘢痕挛缩导致的关节畸形。患者病史较长，治疗应以松解瘢痕、改善关节活动度为主。

2. 烧伤后尤其是深度烧伤后，往往会不可避免地形成增生性瘢痕或瘢痕疙瘩导致患者功能障碍、影响美观等后遗症。给予关节松动、按摩等改善关节活动度，同时配合超短波减轻因松动后所致的水肿，大剂量超声波、磁热疗法等软化局部瘢痕，冲击波促进局部血运、修复受损组织、改善瘢痕增生所致关节活动受限。而烧伤患者局部往往会出现深浅感觉的减退，在给予热疗法时应避免烫伤，小剂量起始，后期可适当增加治疗温度。

（王　琦）

病例 45
骨性关节炎康复治疗

病例介绍

患者女性，58 岁。左膝疼痛 10 余年，右膝疼痛 3 年来就诊。患者 10 余年前无明显诱因出现左膝疼痛、发僵，行走时疼痛加重，休息后可减轻。于外院行中药膏药贴敷、玻璃酸钠腔内注射及家用理疗仪治疗，膝痛可减轻，但劳累后反复，并且逐渐加重。患者近 3 年逐渐出现右膝疼痛，症状与左膝相同，程度较左膝略轻。来就诊时患者左膝肿痛、活动受限，右膝疼痛、发僵。

【查体】患者右膝略肿，皮温不高，髌骨外下方压痛（＋），左膝内翻畸形（图 48），肿胀明显，内侧皮温略高，局部压痛（＋）。膝关节主动屈曲（L 0°～90°，R 0°～110°），主动伸膝（L 0°～5°，R 0°），膝关节抽屉试验（－），膝内侧应力试验

（L+,R-），膝外侧应力试验（L-，R-），VAS评分：8分。

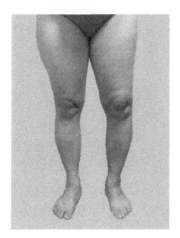
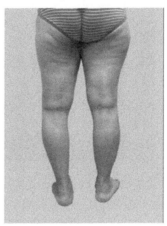

图48 右膝关节明显畸形

【辅助检查】双膝关节 DR 正侧位提示双膝关节退行性变，左膝关节退行性变骨关节病，左膝滑膜软骨瘤变可能性大（图49）。左膝 MRI 提示左膝关节退行性骨关节病，左侧胫骨、股骨挫伤，左膝外侧半月板塌陷，内侧半月板损伤，左膝关节积液，伴左膝关节周围软组织肿胀（图50）。

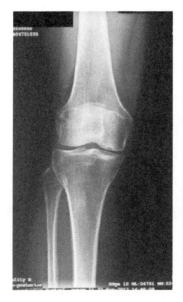
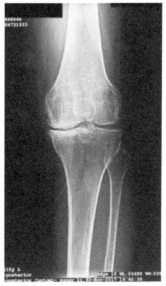

图49 双膝关节 DR 正侧位

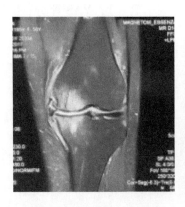
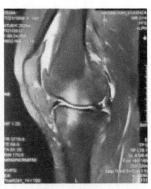

图 50　左膝 MRI 左膝关节退行性骨关节病，左侧胫骨、
股骨挫伤，左膝外侧半月板塌陷，内侧半月板损伤，
左膝关节积液，伴膝关节周围软组织肿胀

【诊疗过程】入康复科后给予患者膝关节局部超短波（温热，8 分钟，每日一次），直流电（Mg^{2+}，$COOH^-$ 导入，20mA，20 分钟），超声（髌骨周围及关节间隙，$1.5w/cm^2$，15 分钟，每日一次），红光（30cm，20 分钟，每日一次），紫外线（右膝外侧痛点及左膝内侧痛点，中红斑中值，每日一次），冲击波（双膝及腘窝，深部探头，1.5bar，各 6000 点，每周二次）。治疗 1 周后患者双膝肿胀消退，疼痛缓解，残留双膝晨起时发僵，左侧明显。调整治疗方案：将冲击波量增至深部探头 2.0～2.5bar，加用双膝蜡疗。治疗 2 周后患者膝关节发僵缓解，站立、行走中双下肢无力、发软，予加用双下肢等长肌力训练，低频电治疗（双侧股四头肌、股二头肌，可耐受最大量，15 分钟，每日一次）改善下肢肌力。治疗 3 周后患者双膝肿胀、疼痛明显缓解，膝关节活动情况改善，主动屈曲（L 0°～100°，R 0°～120°），主动伸膝（L 0°，R 0°），VAS 评分：1 分，行走能力提高，康复出院，回归家庭生活。

笔记

病例分析

　　骨性关节炎（osteoarthritis，OA）是一种多发于中老年人群，以关节软骨的变性、磨损及关节边缘和软骨下骨质再生为特征的慢性、退行性关节疾病。临床上以活动后关节痛、活动受限和关节变形为特点，常累及膝、髋、脊柱、肩、踝等负重关节及手的小关节。该病发病机制尚不清楚，分为原发性和继发性两大类，继发性OA常因解剖学异常、炎症、创伤等因素所致，而原发性OA可能与年龄、肥胖、遗传、性别、种族等因素有关。其中，年龄是最重要的危险因素。OA在40岁以下的人群中并不常见，但65岁以上的人群中，发病率可达50%以上。该病治疗的目标包括：控制症状，阻止病程进展，最大限度地减少功能障碍，以及改善生活质量。治疗方法有非药物治疗、药物治疗、微创介入治疗和外科手术治疗等，其选择的主要依据是关节病变严重程度、持续时间、患者意愿、年龄等因素，老年患者还需要特别考虑合并症（如心血管疾病等）、一般状况等。

　　在本病例中冲击波能刺激组织发生成骨和成血管反应，刺激局部组织释放活性物质，募集骨髓、肌肉和骨膜来源的成骨前体细胞，促其分化和增殖，修复骨挫伤。同时，冲击波还能减少骨内压和软骨下骨的水肿，改善关节周围软组织结构，增强力量并加强关节稳定性，从而缓解疼痛。

病例点评

　　1. 考虑到该病具有慢性病程长，劳损重的特点，膝关节局部适用透热物理治疗，在活化局部细胞反应的同时，达到放松肌肉、抑制疼痛的疗效。

2. 对于伴有骨、软骨损伤的骨性关节炎，并存在关节活动受限的患者，冲击波治疗不仅可以促进骨损伤修复，还能减轻局部粘连，改善关节活动度。

3. 该患者膝关节明显畸形，病理改变明显，疼痛剧烈，已达到手术标准，综合理疗可明显推迟关节置换的时间。

（朱佳琪）

病例 46
带状疱疹后遗神经痛康复

病例介绍

　　患者女性，80岁。2年前着凉后出现右侧前胸、腋下、后背部疼痛伴有聚集样疱疹，疼痛为间断轻度跳痛，就诊于我院皮肤科诊断为"带状疱疹"。给予抗病毒、营养神经治疗，治疗后疱疹消退，皮肤愈合良好。但患者疼痛未减轻，并逐渐加重影响日常生活，表现为右前胸、腋下及后背部持续性刀剜样、烧灼样疼痛，夜间、阴天、穿衣触碰时疼痛加重，于疼痛科行局部神经损毁术2次，效果不佳，给予口服止痛药（具体药物不详），略有缓解，于发病2年后来康复科就诊。

　　【查体】前胸、腋下、后背部可见疱疹创面色素沉着，触痛明显。VAS评分：8分。先后给予患者疼痛部位超短波、微波、超声

（1.0w/cm²，30分钟，每日一次）、紫外线（中红斑中值），每日1次治疗。7天后，患者局部色素沉着，皮肤脱屑，暂停紫外线治疗，患者疼痛略有缓解，增加红光、冲击波（经典探头1.0bar—深部探头2.0bar，2000～6000点，每周1～2次，根据患者耐受情况调整）、共鸣火花等物理治疗，缓解患者疼痛症状。经过20天物理康复治疗后，患者带状疱疹后遗神经痛区疼痛明显好转，VAS评分2分，患者生活质量较前显著提高，夜间睡眠状况改善，出院。

病例分析

带状疱疹后遗神经痛（postherpetic neuralgia，PHN）是指因受带状疱疹病毒感染而出现疱疹，在皮损消退后由于周围神经纤维遭到不可逆的破坏，使疼痛持续存在三个月以上的以烧灼样、放电样疼痛为主要特点的神经病理性疼痛。PHN是带状疱疹的严重并发症，据统计PHN的发生率在罹患带状疱疹的人群中达5%～30%。尤其在老年带状疱疹患者群体中罹患PHN的比例更高，60岁以上的老年患者中发生PHN的概率高达50%。PHN的发生与患者脊髓后根神经纤维受损有关，带状疱疹病毒可侵及脊髓后根神经节或半月神经节继而在脊髓神经或三叉神经分布区出现感觉过敏、灼烧感或程度不等的放射痛，表现最明显的是皮肤分布区的痛觉过敏。其发病机制尚未完全阐明，既往研究证实，损伤神经元的电压门控性钠离子通道引起的异常放电和神经炎症是神经病理性疼痛的主要发病原因。最新研究显示，免疫系统和感觉神经系统的相互作用参与了持续性疼痛状态的维持，这一观点已得到广泛认同。这种异常的免疫应答反应，导致了中枢或周围神经系统过多的神经炎症，从而带来的感觉神经损害可能参与了神经病理性疼痛的发生与发展。

笔记

在治疗上，应用药物治疗仍然是一项重要手段，如抗病毒药、口服止痛药、神经营养药、抗抑郁药。但常规药物治疗的病程长，疗效欠佳且不良反应较大。所以为了更有效地控制疼痛，改善患者的远期生活质量，物理康复治疗以其无创，效果确切的特点，越来越成为带状疱疹后遗神经痛治疗的优选方法。

　　我科常用于治疗带状疱疹后遗神经痛的物理治疗方法有紫外线、红光、激光、冲击波、微波、激光、超短波等。据研究发现，冲击波能够通过减少非髓鞘神经、释放P物质、刺激微循环、增加细胞膜通透性、释放一氧化氮、刺激生长因子等作用而发挥生物疗效。一种观点认为，冲击波通过提高痛阈使疼痛症状减轻或完全缓解；另一种观点认为，冲击波产生的张应力和压应力可引起压电效应和空化效应，改变受冲击部位细胞电位，产生电荷变化，从而发挥生物效应。此外，冲击波还能在软组织产生物理效应，起到松解粘连、缓解疼痛之目的。体外发散式冲击波治疗作为一种非侵入性方法，在临床治疗神经病理性疼痛方面已取得了广泛的应用。

🏥 病例点评

　　在该病例中，冲击波联合其他改善循环的物理治疗，并在治疗过程中不断调整剂量，取得了良好的效果，但该方面病例较少，治疗方式仍需不断调整。

（姜异凡）

病例 47
静脉曲张术后运动障碍康复

📋 病例介绍

患者女性，49 岁。以右下肢麻木疼痛半年余为主诉入院，3 年前无明显诱因出现右侧下肢浅静脉迂曲扩张，逐渐加重，后呈蚯蚓团块样突出，以小腿为主，延及大腿内侧，并且在小腿内侧逐渐出现色素沉着，且伴皮肤瘙痒，有酸胀感，行走或久站立后加重。遂于发病两年后在我院血管外科/甲状腺外科行大隐静脉高位结扎+分段剥脱术手术治疗，术后右下肢麻木、无力、胀痛，并逐渐变细，行肌电图检查示未见明显神经损害，右小腿 MRI 平扫示右小腿后群肌肉异常信号，肌炎？部分深静脉管腔略增宽。未给予特殊治疗，患者右下肢麻木、无力、胀痛逐渐加重。术后六个月时右下肢明显肌肉萎缩，表皮为黑褐色，皮下有较大面积硬结，右踝关节活动受限，来康复科门诊就诊。

【查体】右下肢肌肉萎缩，髌上 15cm 周径：L 38cm，R 36cm；髌下 10cm 周径：L 27cm，R 19cm；右膝关节活动度基本正常，右踝跖屈、背伸不能，均为 0°。VAS 疼痛评分为 6 分。

【诊疗过程】给予右踝关节关节松动训练、推拿、蜡疗、超短波、超声波（1.0w/cm² 开始逐渐加至 1.5w/cm²，每日 1 次）、红光、冲击波（右小腿硬结处和右踝经典探头 1.0bar，10Hz 开始逐渐加至经典探头，3.0bar，10Hz 右足底深部探头 1.0bar，10Hz 开始逐渐加至 2.5bar，10Hz 每周 1～2 次）治疗，改善关节活动度及右下肢血运。治疗 5 个月后，疼痛基本缓解，右下肢血运明显好转，皮色逐渐接近正常，踝关节活动度改善。查体：右下肢无疼痛，右小腿皮肤颜色变浅，略深于正常肤色，右下肢肌肉萎缩明显减轻，髌上 15cm 周径：L 38cm，R 37cm；髌下 10cm 周径：L 27cm，R 25cm；右膝关节活动度正常，右踝背伸 0°～25°，跖屈 0°～30°，右脚趾可活动，生活能力明显提高。

病例分析

原发性下肢静脉曲张，指仅涉及隐静脉、浅静脉，伸长、迂曲呈曲张状态，持久站立工作、体力活动强度高、久坐者多见。临床表现：患者早期常感患肢酸胀、沉重或疼痛，易疲劳、乏力，以站立时明显。小腿的内侧面和后侧面浅静脉扩张蜿蜒迂曲，外侧面浅静脉扩张蜿蜒迂曲，患肢处肿胀及皮肤营养性改变，特别是足靴区，可见皮肤萎缩、脱屑、色素沉着、瘙痒等，甚至形成湿疹和溃疡。

静脉曲张术后少数患者可出现严重炎症反应，下肢严重肿胀，积液可渐渐自行吸收。该患者下肢疼痛明显，下肢渐变细，下肢 MRI 未见血栓，肌电图正常，下肢皮肤呈现坏疽样改变，内部有硬结，说明患者术后出现炎症反应，下肢血供差，内部有粘连，可行物理治疗。康复科主要给予松解粘连，软化硬结，局部消炎消肿，促进炎症吸收等治疗。

病例点评

1. 该患者就诊时症状较重，持续时间较长，所以应该给予综合治疗，促进尽快恢复。

2. 物理治疗及康复训练的时间、程度对患者的康复来讲是十分重要的，根据患者病情变化及时调整剂量及频率，注意患者反馈，将物理治疗用得恰到好处。

（张　瑜）

病例 48
脑梗死伴良性前列腺增生的康复治疗

病例介绍

患者男性，64 岁。劳累后出现左侧肢体活动不灵、言语不清。行 MRI 检查提示急性脑梗死（右侧脑干），给予营养神经、改善循环、降压、调脂等治疗，15 天后患者病情稳定转入康复科。

【查体】神清语明，左上肢近端肌力 2 级，远端肌力 0 级；左下肢近端肌力 4 级，远端肌力 3 级。Brunnstrom 分期：左上肢 2 期，左手 1 期，左下肢 4 期，肌张力正常。

【诊疗过程】给予运动疗法、关节松动训练、电动起立床训练、低频脉冲电治疗、针灸促进左侧面部及肢体运动功能改善。患者入康复科治疗第 11 天时，肢体运动能力较转入时改善，左手可诱发集团屈曲，室内步行能力提高，但患者自述夜尿频繁，每晚排尿 4~6 次，每次尿量较少且排尿困难。追问病史，患者发病前即存在尿频症状。行尿常规检查未见明显异常，前列腺彩超提示：前列腺大小约 5.14cm×3.80cm×4.30cm，前列腺增大。患者国际前列腺症状评分（IPSS）为 23 分，生活质量评分（QOL）为 4 分，提示患者具有重度前列腺症状。考虑患者为良性前列腺增生，遂给予患者会阴部冲击波治疗（经典探头、2.0bar、2000点、每周二次）改善排尿症状。两次治疗后患者症状得到改善，每晚排尿 2~3 次。至患者出院时共接受 5 次冲击波治疗，尿频明显改善，平均每晚 1 次，I‐PSS 评分降至 14 分，生活质量得到提高。

病例分析

此病例中患者排尿症状可能会与脑卒中后排尿障碍相混淆，需要鉴别：脑卒中所致排尿障碍的患者在发病前并无排尿障碍症状，而是在脑卒中发生后，控制排尿的神经元受损，因而出现尿失禁、尿潴留及尿频尿急等排尿障碍症状；良性前列腺增生见于中老年男性，以尿频、夜尿增多、排尿困难为典型症状，前列腺彩超往往提示前列腺体积增大。在此病例中，患者发生脑卒中前已经存在尿频且彩超提示前列腺增大，故考虑排尿症状为前列腺增生所致。

前列腺增生导致后尿道延长、受压变形、狭窄、尿道阻力增加，引起膀胱高压并出现相关排尿期症状。随着膀胱压力的增加，出现膀胱逼尿肌代偿性肥厚、逼尿肌不稳定并引起相关尿潴留症状。如梗阻长期未能解除，逼尿肌则失去代偿能力，进而出现上尿路改变，如肾积水及肾功能损害，其主要原因是膀胱高压导致尿潴留及输尿管反流。良性前列腺增生的诊断需要结合症状、体格检查（直肠指诊）、辅助检查（超声、尿动力学及内镜检查等）综合判断。治疗主要包括药物治疗、外科治疗及物理治疗。治疗目的在于改善患者生活质量的同时保护肾功能。药物治疗包括：①α－受体阻滞剂（坦索罗辛缓释胶囊），选择性松弛平滑肌，达到缓解膀胱出口动力性梗阻的作用；②5－α还原酶抑制剂（非那雄胺），抑制体内睾酮向双氢睾酮转变，降低前列腺内双氢睾酮的含量，达到缩小前列腺体积、改善排尿困难的治疗目的；③植物制剂（普适泰片）作用机制复杂，难以判断各成分生物活性和疗效的相关性，以循证医学为基础的大规模随机对照研究对推动植物制剂在良性前列腺增生治疗中的临床应用有着积极意义。手术治疗包括经尿道前列腺电切术、经尿道前列腺切开术及开放性前列腺摘除术等。药物治疗可产生多种不良反应，手术治疗则可能导致术后并发症。

而体外冲击波治疗在较短时间内改善了前列腺增生患者的症状，并且无任何不良反应，表现出来良好的治疗效果。冲击波治疗前列腺增生的原理可能是：①缓解痉挛，通过对病变组织及其附近组织的直接压力作用，产生不同机械应力效应，应力效应可以使粘连的病变组织松解、降低肌肉张力、缓解强直状态，局部肌肉可以得到放松，解除尿路梗阻，缓解症状；②冲击波作用于炎症部位，抑制局部组织 PGE2、5－HT 等炎症介质的释放，减轻炎症细胞浸润，加速炎症的消散吸收。

病例点评

体外冲击波目前多用于治疗慢性前列腺炎，本病例举一反三地将体外冲击波用于前列腺增生的治疗，并取得了良好的效果。冲击波治疗前列腺疾病效果确切，且不会出现药物治疗及手术治疗带来的不良反应，是一种值得推广和普及的治疗方法。

（杨念宇）

病例 49
突聋伴发耳鸣康复

病例介绍

患者女性，38 岁。10 天前无明显诱因出现耳鸣伴听力下降。于耳鼻喉门诊就诊，行纯音听阈检查显示左耳各频率听阈明显下降，均大于 60dB（图 51A），给予前列地尔静点和高压氧治疗。现听力下降仍无明显好转，影响睡眠，情绪略焦虑，来康复科就诊。

【查体】神清语明，左耳听力粗测下降，耳鸣响度 VAS 评分：6 分。继续给予营养神经、改善循环治疗，圣约翰草提取物片 600mg 每日三次口服，每日进行一次高压氧治疗。予耳部超短波（无热量，7 分钟，每日 1 次），耳部微波（10w，10 分钟，每日 1 次），左侧颞顶叶重复经颅磁刺激（5Hz，100% 静息运动阈值，1000 点，每日 1 次），9 天后调整（10Hz，80%～100% 静息运动阈值,1000 点,每日 1 次),磁帽治疗(频率：振幅：强度 =1：1：1，20分钟，每日 1 次)。发病 1 个月后复查纯音听阈测试，各频率听阈较入院时略改善，在 45 ~ 70dB 之间（图 51B），耳鸣响度 VAS 评分：3 分，耳鸣症状不影响睡眠，情绪较前好转。超短波和微波治疗 20 次暂停 7 天后继续，经颅磁刺激治疗 20 次暂停 7 天后继续（10Hz，100% 静息运动阈值，1000 点，每日 1 次），治疗一周后调整为 20Hz，80% ~ 100% 静息运动阈值。发病 2 个月后复查纯音听阈测试，各频率听阈进一步改善，在 35 ~ 45dB 之间（图 51C）。耳鸣症状基本缓解，耳鸣响度 VAS 评分：1 分。

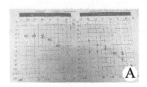 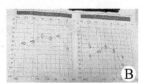 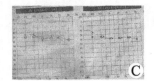

图 51　听力图

病例分析

　　特发性耳聋是指在 72 小时内突然发生的，至少在相邻的两个频率听力下降≥20dBHL 的感音神经性听力损失，多为单侧，少数可双侧同时或先后发生。可伴耳鸣（约 90%）、耳闷胀感（50%）等。特发性耳聋分型包括低频下降型（1000Hz 及以下频率听力下降）、高频下降型（2000Hz 及以上频率听力下降）、平坦下降型（250 ~ 8000Hz 平均听阈下降≤80dBHL）、全聋型（250 ~ 8000Hz 平均听阈下降 > 80dBHL）。全聋型、高频下降型、平坦下降型痊愈率较低，应尽早治疗。可能的发病机制包括内耳微循环障碍，病毒感染或自身免疫障碍，导致迷路血管的血液流变学发生改变，进而影

笔记

响内耳血供导致毛细胞损害，最终影响听力。特发性耳聋急性发作期（3周以内）建议采用糖皮质激素＋血液流变学治疗（如银杏叶提取物片等），高压氧可作为辅助治疗。而近年来系统综述和临床随机对照研究发现激素等药物治疗与安慰剂比较对听力水平影响并没有显著差异。特发性耳聋发生几天内大脑听觉皮层发生重组，产生听觉过敏或耳鸣，皮层重组程度与预后呈负相关。重复经颅磁刺激作用于颞顶叶能够调节听觉皮层兴奋性，防止听皮层异常重组。耳部高频电疗如超短波、微波治疗能够改善耳部血液循环，改善内耳血供。特发性耳聋急性期药物、高压氧、超短波、经颅磁刺激综合治疗取得良好效果。

病例点评

1. 该患者左耳接近于平坦下降型突聋，诊断明确后立即接受改善循环、高压氧治疗，但效果不理想，给予耳部超短波、微波治疗改善耳部血液循环，听皮层重复经颅磁刺激治疗调节皮层兴奋性治疗2个月，患者突聋和耳鸣症状基本缓解。

2. 因电磁刺激较易产生耐受性，应定期调整重复经颅磁刺激治疗的频率和强度提高治疗效果。重复经颅磁刺激无创、无不良反应，可以作为突聋和耳鸣治疗的新选择。

3. 特发性耳聋和耳鸣影响患者睡眠和情绪，因此给予圣约翰草提取物片口服调节情绪，磁帽治疗改善睡眠，良好睡眠和情绪有助于病情的恢复。

（张　带）

病例 50
单肺叶切除术后的
肺康复治疗

病例介绍

　　患者女性，64 岁。因肺癌行右肺下叶占位病变行单肺叶切除根治术，术后 1 周仍有明显呼吸费力、日常生活能力下降由胸外科转入康复科病房。

　　【查体】体温 37.2℃，脉搏 90 次/分，呼吸 18 次/分，指尖血氧饱和度 93%～96%，呼吸变浅，右侧胸廓活动受限，仅可独立完成床上翻身、坐起，无法独立行走，需在家属搀扶下完成室内步行、如厕等，ADL（Barthel 指数）：65 分。

　　【辅助检查】肺通气功能及流速容量曲线测定百分比为 89.5%。运动训练内容：早期以简单床上训练，包括裸泵，张手握拳，股四头肌等长收缩为主。随着能力提高，逐步增加床旁站立、呼吸体操、床边行走、走廊步行，单次治疗时间 2～3 分钟。呼吸训练包括腹式呼吸训练，胸廓扩张训练，呼吸功能训练，气囊容积从 1.0L 逐步增加至 2.2L，每日一次，每次 20 分钟。治疗 20 天后，患者症状明显好转：日间呼吸费力基本纠正，血氧饱和度 97%～99%，右侧胸廓随呼吸动度明显增加，可基本独立完成日常生活各项活动，单次平地步行 100 余米。ADL（Barthel 指数）：85 分，复查肺通气功能及流速容量曲线测定示轻度阻塞性通气功能障碍；小气道功能障碍。继续治疗 20 天后，患者肺功能进一步提高：日间呼吸平稳、顺畅，血氧饱和度 98%～99%，双侧胸廓随呼吸运动受限基本纠正。可单次平地步行近 800 米，ADL（Barthel 指数）：100 分。再次复查肺通气功能及流速容量曲线测定提示通气功能正常；小气道功能正常。

病例分析

　　肺癌手术创伤较大，无论是行微创手术还是开胸手术，术中手术操作、麻醉单肺通气等特殊情况，常需要挤压肺组织，牵拉刺激肺门及支气管，反射性引起呼吸道分泌物增加、肺组织挫伤，不同程度引起患者肺通气及换气功能不全，同时术后发生肺部并发症也会造成不同程度的通气和换气功能障碍，影响患者肺功能的恢复。肺叶切除后同侧残余肺及对侧肺能一定程度上代偿损失的肺功能，通过剩余肺组织的膨胀代偿，胸廓肋间改变，胸膜机化填充，纵隔偏移及膈肌的抬高都起到一定的作用，在术后半年内缓慢恢复。肺叶切除术后尽管残余的肺组织可以起到一定的代偿作用，仍无法完全弥补肺组织本身的损伤对肺功能造成的影响。

　　肺康复训练作为一种非药物辅助治疗逐渐应用于临床，能有效改善患者的肺功能，提高运动耐量及生存质量。目前肺康复训练已经广泛运用于慢性阻塞性肺疾病，并且取得较为理想的临床效果。但在肺癌领域的应用尚处于起步阶段，故肺康复训练的干预模式和疗效评价多种多样。肺康复训练常见的形式有：有氧训练（包括步行、爬楼梯、平板运动等）、肌肉训练（包括上、下肢肌肉训练和呼吸肌训练）、其他形式的康复训练（包括太极和气功等）。肺康复训练后通过用力肺活量（forced vital capacity，FVC）、1秒用力呼气容量（forced expiratory volume in 1 second，FEV1）、残气量（residual volume，RV）、肺总容量（total lung capacity，TLC）等指标反映肺功能情况；常规治疗方法结合肺康复训练的综合治疗方案，对于肺癌患者的预后有一定的临床获益。

早期进行呼吸训练的目的是重新建立患者呼吸模式，增加患者膈肌活动度，提高患者肺泡换气量，减少患者呼吸时的能量消耗，缓解患者呼吸困难，改善患者肺癌切除术后肺的功能。术后呼吸功能训练可显著提高FEV1、FVC和6分钟步行试验距离，促进术后肺功能的恢复。常用训练方式有深呼吸、缩唇呼吸、腹式呼吸、呼吸训练器、全身骨骼肌锻炼等。使用呼吸训练仪进行一次呼吸训练相当于一次高强度的运动。除呼吸肌外，上半身的全部肌肉都得到了增强，如咽肌、颈肌、肩肌、腹肌、肋间肌及横膈膜，同时对心脏循环系统不产生额外负担。借助呼吸训练仪作为运动工具，能使患者在肺通气与肺换气之间达到力道均衡，进而能发动患者所有的与吸气相关肌肉及与呼气相关肌肉在内的所有呼吸肌共同协调运动，从而提高呼吸肌的活动耐受力，使肺泡扩张，并能改善个体通气/血流比例，最终能降低低氧血症的发生率，以及促进组织细胞的有氧代谢。由于手术对组织的创伤力度较大，可能使得支气管出现痉挛，诱发气道分泌物潴留于气管内，导致其有效通气量削弱。

通过以呼吸训练仪作为工具的呼吸功能训练，能实现患者的呼吸节奏处于慢速及深厚的状态，保证经气道吸入到肺脏的气体量有所增加，且不至于降低肺泡内通气量，保证肺组织内的气体分布更加合理和均匀。同时该治疗有效地降低肺泡萎缩及塌陷的发生概率，避免肺组织因炎性分泌物渗出而诱发肺不张的常见并发症。

病例点评

无论采用开胸或者胸腔镜切除肺叶的手术后，患者或多或少都有日常功能受限，早期肺康复治疗可以很快发挥残余肺代偿功能，大大缩短自然恢复时间，术后早期的生活质量显著得到改善。所以肺康复应成为肺叶切除手术术后的常规治疗。

（舒湘宁）

笔记

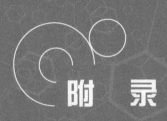

附　录

中国医科大学附属第一医院简介

中国医科大学附属第一医院（以下简称中国医大一院）是一所大型综合性三级甲等医院，也是一所具有光荣革命传统的医院。

医院的前身可以追溯到同时创建于 1908 年 10 月的福建长汀福音医院（原亚盛顿医馆）和沈阳南满洲铁道株式会社奉天医院。医院早期成长与中国共产党领导的革命进程紧密相连。1948 年沈阳解放，医院接收了原国立沈阳医学院（前身为南满洲铁道株式会社奉天医院）。

1995 年年初，医院首创"以患者为中心"的服务理念，提出了一系列的创新与发展举措，成果引起国内外医疗界的瞩目，得到了中央领导肯定和同行的赞誉。医院的改革经验被推向了全国，对我国的医疗改革和医院管理产生了划时代的深远影响。

如今的中国医大一院以人才实力和技术优势，发展成为国内外知名的区域性疑难急重症诊治中心。作为辽宁省疑难急重症诊治中心，同时也是国家卫生健康委员会指定的东北唯一的国家级应急医疗救援中心和初级创伤救治中心，医院在抗击非典、抗击手足口病、防治流感、抗震救灾等重大突发事件中做出了突出贡献，受到国家和世界卫生组织的肯定和表彰。

2014 年年初，新一届领导班子进一步明确了医院的功能定位：以创建国家级区域医疗中心为目标，以改革为动力，围绕发展高新技术，推动学科发展，加强医院信息化建设，使门诊流程更为规范，改善病人就医体验，积极践行公立大医院的社会责任。

医院现建筑面积 33.5 万平方米，编制床位 2249 张，现有职工 4350 人，其中有中国工程院院士 1 人，教育部长江学者特聘教授 3 人，教授、副教授级专家 545 人，中华医学会专科分会主委（含名誉、前任、候任）9 人，副主任委员 5 人。国家重点学科 4 个，国家重点培育学科 1 个，卫健委国家临床重点专科建设项目 22 个，荣获国家科技进步奖 9 项。医院全年门急诊量约 342 万人次，出院 15 万人次，手术服务量 7 万例，平均住院日 8.19 天。

2018 年发布的复旦版《2017 年度中国医院排行榜》中，医院综合排名全国第 12 名，连续 9 年位居东北地区第 1 名。

近年来，医院荣获全国文明单位、全国精神文明建设先进单位、全国卫生系统先进集体、全国文明示范医院、全国百佳医院、全国百姓放心示范医院、全国医院文化建设先进集体、全国医院有

笔记

突出贡献先进集体等荣誉称号。

1941年，毛泽东在延安为中国医大一院14期学员题词："救死扶伤，实行革命的人道主义"。它成为一代又一代中国医大一院人为之不懈奋斗的座右铭。传承百年，心系百姓，今天的中国医大一院正承载着辉煌的历史，沿着既定的航向，为建设国内一流医院的目标而努力奋斗！

中国医科大学附属第一医院康复医学科简介

　　康复医学科是中国医科大学附属第一医院历史悠久的学科之一，创建于1956年，是当时国内高等医学院校附属医院中设备齐全、师资力量雄厚的理疗科室之一。2008年更名为康复医学科。2015年成功申报成为辽宁省重点专科。

　　康复医学科目前拥有医生、护士及治疗师70余名，其中医生共20人，高级职称4名，博士6人，硕士14人；护士14人，治疗师30余人。

　　科室技术力量雄厚，设施全面，体外冲击波治疗领域处于国际先进水平，包括多种骨关节疾病的治疗、创面愈合、周围神经损伤的恢复及前列腺疾病的治疗等；经颅磁刺激的应用也位于国内领先水平，对中枢及周围神经的康复作用显著。

　　学术带头人马跃文教授，主要从事神经康复、心肺康复及物理治疗因子的临床应用及基础研究，目前担任中华医学会物理医学与康复学分会委员；中华医学会物理医学与康复学分会、心肺康复学组副组长；中华医学会辽宁省物理医学与康复学分会主任委员；中国康复医学会阿尔茨海默病与认知障碍康复专业委员会第一届委员会委员；辽宁省康复医学会理事；辽宁省医学会运动医疗分会委员；辽宁省生命科学学会精神医学与睡眠障碍专业委员会副主任委员；辽宁省医学会医疗鉴定专家库（暨第四届医疗事故技术鉴定专家库）成员；沈阳市物理医学与康复学分会主任委员。主持国家自

227

然科学基金课题 1 项及其他省部科研课题 7 项，曾多次获得教育部科学技术进步二等奖，辽宁省科学技术进步二等奖等。在国内外权威杂志发表学术论文 70 余篇，其中 SCI 论文 10 余篇，主编、参编多部教材及参考书。